Dieta Antinfiammatoria e FODMAP

2 libri in 1

Rafforza il tuo sistema immunitario prevenendo gli stati infiammatori sistemici e combatti la sindrome del colon irritabile

Di Davide Amato

Copyright © 2023 di Davide Amato

Tutti i diritti riservati

Nessuna parte di questo libro può essere riprodotta in qualsiasi forma senza il permesso scritto dell'editore o dell'autore, ad eccezione di quanto consentito dalla legge sul copyright italiana

Sommario

CAPITOLO 1: INTRODUZIONE AL CONCETTO DI REGIME ALIMENTARE SANO 4

CAPITOLO 2: LA DIETA ANTINFIAMMATORIA . 19

CAPITOLO 3: ALIMENTI ANTINFIAMMATORI CONSIGLIATI 30

CAPITOLO 4: ALIMENTI SCONSIGLIATI NELLA DIETA ANTINFIAMMATORIA 34

CAPITOLO 5: RICETTE E CONSIGLI PRATICI SU COME PREPARARLE 38

CAPITOLO 6: LA DIETA LOW FODMAP e la IBS 117

CAPITOLO 7: PIANO ALIMENTARE SETTIMANALE E RICETTE LOW FODMAP 130

CAPITOLO 8: ULTIMI CONSIGLI UTILI E RIFLESSIONI 204

CAPITOLO 1: INTRODUZIONE AL CONCETTO DI REGIME ALIMENTARE SANO

Il regime alimentare sano è un concetto che comprende l'adozione di abitudini alimentari equilibrate e nutrienti per promuovere la salute e il benessere generale. Essa si basa sull'idea di fornire al corpo i nutrienti necessari per svolgere le sue funzioni vitali in modo ottimale, garantendo l'apporto adeguato di vitamine, minerali, proteine, carboidrati complessi, grassi sani e fibre.

Quando l'alimentazione sana non viene seguita, possono manifestarsi una serie di conseguenze negative sulla salute. Un'alimentazione squilibrata, caratterizzata da un consumo eccessivo di cibi ad alto contenuto calorico, grassi saturi, zuccheri raffinati e alimenti trasformati, può portare a un aumento di peso e obesità.

Questo a sua volta aumenta il rischio di sviluppare malattie croniche come diabete di tipo 2, malattie cardiache, ipertensione e alcune forme di cancro.

Inoltre, un'alimentazione povera di nutrienti può portare a carenze vitaminiche e minerali, compromettere il sistema immunitario, influire sulla salute mentale e contribuire a disturbi dell'umore come l'ansia e la depressione. L'assunzione eccessiva di zuccheri può innescare picchi e cadute di energia, causando affaticamento e instabilità dell'umore. L'alto contenuto di grassi saturi e trans può contribuire all'aumento del colesterolo LDL (il cosiddetto "colesterolo cattivo") e aumentare il rischio di malattie cardiache.

Oltre a ciò, un regime alimentare salutare gioca un ruolo fondamentale nella prevenzione delle malattie legate a tre processi fisiologici fondamentali nel nostro organismo: **ossidazione, glicazione e infiammazione.**

L'ossidazione è un processo naturale che si verifica nel nostro corpo durante il metabolismo. Durante il processo di ossidazione, si formano molecole instabili chiamate radicali liberi, che possono danneggiare le cellule e i tessuti. L'accumulo eccessivo di radicali liberi nel corpo può portare a uno stato chiamato stress ossidativo, che è associato a malattie croniche come malattie cardiache, cancro e invecchiamento precoce.

La glicazione si presenta come un complesso meccanismo in cui lo zucchero nel sangue reagisce con le proteine, i lipidi e altri composti nel corpo, formando prodotti finali di glicazione avanzata (AGE). Questi AGE possono accumularsi nei tessuti e causare danni, innescando infiammazione e aumentando il rischio di malattie come diabete di tipo 2, malattie cardiache e malattie neurodegenerative. Una dieta ricca di zuccheri raffinati e alimenti ad alto indice glicemico può aumentare la glicazione nel corpo, mentre una dieta equilibrata può contribuire a ridurne l'accumulo.

L'infiammazione è una risposta naturale del sistema immunitario a un'aggressione o a un'irritazione nel corpo. L'infiammazione acuta è una parte essenziale del processo di guarigione, poiché aiuta a combattere l'infezione e a riparare i tessuti danneggiati. Tuttavia, l'infiammazione cronica, a lungo termine, può essere dannosa per la salute. L'infiammazione cronica è associata a malattie come l'artrite reumatoide, le malattie cardiache, il diabete di tipo 2, l'obesità e alcune forme di cancro.

Una dieta antinfiammatoria può aiutare a ridurre l'infiammazione nel corpo e promuovere la salute generale. Questo tipo di dieta si concentra sull'assunzione di alimenti che sono noti per le loro proprietà anti-infiammatorie e sulla riduzione di alimenti che possono innescare o peggiorare l'infiammazione.

Una delle diete antinfiammatorie più conosciute è la dieta mediterranea, che si basa su un'ampia varietà di frutta e verdura, cereali integrali, legumi, pesce, olio d'oliva e limita l'assunzione di carne rossa, cibi processati e zuccheri aggiunti.

Questo tipo di alimentazione è ricca di antiossidanti, acidi grassi omega-3 e composti fitochimici che possono aiutare a ridurre l'infiammazione nel corpo.

Oltre alla dieta mediterranea, esiste un'altra dieta che può essere utile nella gestione dell'infiammazione: **la dieta Low FODMAP**. Essa è stata sviluppata per gestire i sintomi associati ai disturbi gastrointestinali come la sindrome dell'intestino irritabile (IBS). FODMAP è un acronimo che indica i carboidrati fermentabili presenti in alcuni alimenti come fruttosio, lattosio, fruttani, galattani e polioli. Questi carboidrati possono causare sintomi come gonfiore, dolore addominale e diarrea nelle persone con IBS.

Questo regime alimentare prevede la limitazione temporanea di questi alimenti ad alto contenuto di FODMAP per ridurre i sintomi gastrointestinali, e successivamente la reintroduzione graduale per identificare gli alimenti ben tollerati. Sebbene la dieta FODMAP non sia specificamente mirata a ridurre l'infiammazione sistemica, può comunque contribuire al benessere generale riducendo i sintomi gastrointestinali che possono essere associati all'infiammazione nell'intestino.

Sia la dieta antinfiammatoria che la dieta Low FODMAP (a cui toglieremo l'appellativo di "Low" per una questione pratica) possono offrire diversi benefici per la salute. Queste diete promuovono l'assunzione di alimenti nutrienti, riducono l'assunzione di cibi altamente processati, zuccheri raffinati e grassi saturi. Ciò può aiutare a migliorare la sensibilità all'insulina, il controllo del peso, il profilo lipidico e ridurre il rischio di malattie croniche come il diabete di tipo 2, le malattie cardiache e l'obesità.

Inoltre, queste tecniche alimentari incoraggiano l'assunzione di alimenti anti-infiammatori, come frutta e verdura ricche di antiossidanti, pesce grasso con acidi grassi omega-3 e spezie come curcuma e zenzero. Questi alimenti possono aiutare a ridurre l'infiammazione nel corpo e promuovere la salute generale.

Queste due tecniche alimentari possono anche avere un impatto positivo sulla salute digestiva.

Riducendo l'infiammazione nell'intestino e fornendo nutrienti essenziali, queste diete possono contribuire a migliorare la funzione intestinale, ridurre i sintomi gastrointestinali come gonfiore e dolore addominale, e promuovere un microbiota intestinale sano.

Oltre a ciò, seguendo questi regimi alimentari specifici, è possibile sperimentare un aumento dell'energia e del benessere generale. Riducendo l'infiammazione nel corpo, si può migliorare la qualità del sonno, ridurre la sensazione di affaticamento e avere una maggiore chiarezza mentale.

Tuttavia, è importante sottolineare che queste diete non sono una cura miracolosa per tutte le condizioni e che ognuno può reagire in modo diverso agli alimenti. È consigliabile lavorare con un professionista sanitario o un dietista esperto per personalizzare una dieta antinfiammatoria o la dieta FODMAP in base alle proprie esigenze individuali e condizioni di salute specifiche.

Inoltre, è importante sottolineare che l'alimentazione sana e l'adozione di una dieta antinfiammatoria possono avere effetti positivi sulla salute cardiovascolare. L'infiammazione cronica è un fattore di rischio per le malattie cardiache, in quanto contribuisce alla formazione di placche nelle arterie e all'insorgenza di processi infiammatori a livello vascolare. Seguire una dieta antinfiammatoria può aiutare a ridurre l'infiammazione nelle arterie e migliorare la salute del sistema cardiovascolare.

Per di più questo regime alimentare può favorire il mantenimento di un peso sano o la perdita di peso, se necessario. L'obesità è spesso associata a uno stato infiammatorio cronico nel corpo, poiché il tessuto adiposo produce citochine infiammatorie. Riducendo l'infiammazione attraverso una dieta equilibrata e sana, è possibile promuovere la perdita di peso e migliorare la composizione corporea.

Un'alimentazione sana e antinfiammatoria può anche svolgere un ruolo significativo nella prevenzione di alcune forme di cancro. L'infiammazione cronica può favorire la crescita e la proliferazione delle cellule tumorali, pertanto ridurre l'infiammazione attraverso una dieta adeguata può contribuire alla prevenzione del cancro. Alcuni alimenti antinfiammatori, come frutta e verdura colorata, cereali integrali, noci e semi, sono ricchi di antiossidanti e composti fitochimici che possono aiutare a neutralizzare i radicali liberi e ridurre lo stress ossidativo nel corpo.

L'infiammazione nel nostro corpo è una risposta naturale del sistema immunitario a danni o irritazioni, ed è un processo essenziale per la guarigione e la protezione del nostro organismo. Tuttavia, quando diventa cronica e persistente nel tempo, l'infiammazione può causare danni e avere effetti negativi sulla salute.

L'infiammazione sistemica è associata a una serie di condizioni e malattie, tra cui le malattie cardiache, il diabete di tipo 2, l'obesità, l'artrite reumatoide e alcune forme di cancro. Queste malattie sono spesso caratterizzate da uno stato infiammatorio costante che danneggia i tessuti, causa disfunzioni cellulari e compromette il funzionamento normale degli organi.

Uno dei motivi per cui questa risulta dannosa per il nostro corpo è il suo impatto sulle cellule e i tessuti. Durante l'infiammazione, le cellule del sistema immunitario producono sostanze chimiche chiamate citochine infiammatorie, che hanno il compito di attivare e coordinare la risposta infiammatoria. Tuttavia, l'esposizione prolungata a queste citochine può danneggiare le cellule sane circostanti e provocare danni ai tessuti.

Per di più essa può causare un aumento dello stress ossidativo nel nostro corpo. Lo stress ossidativo si verifica quando c'è un disequilibrio tra la produzione di radicali liberi dannosi e la capacità del nostro corpo di neutralizzarli con antiossidanti. L'eccesso di radicali liberi può danneggiare le cellule, i lipidi e il DNA, portando a una serie di problemi di salute, tra cui l'invecchiamento precoce, le malattie cardiovascolari e il cancro.

Un'altra ragione per cui l'infiammazione cronica è negativa è il suo effetto sul sistema immunitario. Quando il sistema immunitario è costantemente impegnato a combattere l'infiammazione, può diventare iperattivo e iniziare a attaccare erroneamente i tessuti sani del nostro corpo, causando malattie autoimmuni come l'artrite reumatoide, il lupus eritematoso sistemico e la tiroidite di Hashimoto.

Il danno maggiore causato dall'infiammazione sistemica, è la sua azione altamente nociva sui mitocondri, questo può essere devastante per la salute e il funzionamento delle cellule. I mitocondri sono gli organelli responsabili della produzione di energia all'interno delle cellule tramite il processo di respirazione cellulare. Tuttavia, l'infiammazione cronica può danneggiare e distruggere i mitocondri, causando disfunzioni metaboliche e compromettendo la capacità delle cellule di produrre energia in modo efficiente.

Essa può influenzare i mitocondri in diversi modi. Innanzitutto, le citochine infiammatorie prodotte durante lo stato infiammatorio possono penetrare nelle cellule e causare danni diretti ai mitocondri. Questo danneggiamento può interferire con la membrana mitocondriale, compromettere la catena di trasporto degli elettroni e ridurre la produzione di adenosina trifosfato (ATP), che è l'unità di energia fondamentale per le funzioni cellulari.

Un'altra via attraverso cui l'infiammazione può danneggiare i mitocondri è l'attivazione di segnali di stress cellulare, come la proteina NF-kB (fattore di trascrizione nucleare kappa B). L'attivazione di NF-kB può indurre l'espressione di geni pro-infiammatori e anche alterare l'espressione genica dei mitocondri. Questo può portare a una ridotta produzione di energia e ad una maggiore produzione di specie reattive dell'ossigeno all'interno dei mitocondri, causando danni ulteriori.

La disfunzione mitocondriale causata dall'infiammazione può avere conseguenze negative per le cellule e i tessuti dell'organismo. Poiché i mitocondri sono responsabili della produzione di energia, un loro danneggiamento può portare a una ridotta disponibilità di ATP. Questo può influire sulle funzioni cellulari vitali, come la sintesi proteica, la replicazione del DNA e il mantenimento dell'integrità strutturale delle cellule. Inoltre, la disfunzione mitocondriale può influenzare il metabolismo dei nutrienti, portando a un accumulo di metaboliti tossici e compromettendo l'omeostasi cellulare.

La distruzione dei mitocondri può anche innescare una risposta infiammatoria a cascata, poiché i mitocondri danneggiati possono rilasciare segnali pro-infiammatori all'interno delle cellule. Questo può alimentare ulteriormente lo stato infiammatorio cronico e portare a danni tissutali più estesi.

È importante sottolineare che la salute dei mitocondri è strettamente legata alla salute generale delle cellule e dell'organismo nel suo complesso. Un corretto funzionamento dei mitocondri è essenziale per sostenere le funzioni metaboliche, il mantenimento dell'equilibrio redox (riduzione ossidazione) e l'energia cellulare necessaria per il corretto funzionamento dei tessuti e degli organi.

Per contrastare gli effetti negativi dell'infiammazione sui mitocondri, è fondamentale adottare uno stile di vita sano e adottare strategie per ridurre l'infiammazione nel corpo. **Una dieta antinfiammatoria**, ricca di alimenti integrali, antiossidanti e acidi grassi omega-3, può svolgere un ruolo importante nella protezione dei mitocondri. Gli alimenti ricchi di antiossidanti, come frutta, verdura, noci e semi, possono aiutare a neutralizzare i radicali liberi e ridurre il danneggiamento dei mitocondri.

L'esercizio fisico regolare è un'altra strategia efficace per migliorare la salute dei mitocondri. L'attività fisica può aumentare la capacità dei mitocondri di produrre energia e stimolare la sintesi di nuovi mitocondri, migliorando così la funzionalità complessiva del sistema energetico del corpo.

Limitare l'assunzione di alcol e tabacco in quanto essi possono aumentare l'infiammazione nel corpo. Ridurre o eliminare il consumo di alcol e smettere di fumare può contribuire a ridurre l'infiammazione e migliorare la salute generale

Inoltre, è importante **ridurre lo stress cronico** e promuovere un corretto riposo e recupero. Lo stress e la mancanza di sonno possono contribuire all'infiammazione cronica e influenzare negativamente la funzione dei mitocondri. Adottare strategie per gestire lo stress, come la meditazione, la pratica di attività rilassanti e una buona igiene del sonno, può aiutare a proteggere la salute dei mitocondri.

Anche **l'uso di integratori alimentari specifici** può essere considerato per sostenere la salute mitocondriale. Alcuni integratori, come il coenzima Q10, la carnitina, l'acido lipoico e il resveratrolo, possono avere effetti benefici sui mitocondri e aiutare a preservarne la funzionalità.

CAPITOLO 2: LA DIETA ANTINFIAMMATORIA

La dieta antinfiammatoria si basa su principi scientificamente validati che mirano a ridurre l'infiammazione nel corpo. Numerosi studi hanno dimostrato che un'alimentazione sana ed equilibrata può contribuire a ridurre l'infiammazione sistemica e promuovere la salute generale.

Negli ultimi anni, l'interesse per la dieta antinfiammatoria è aumentato in maniera significativa, e molte persone hanno adottato questa alimentazione come parte di uno stile di vita sano.

Diversi studi hanno analizzato gli effetti di una dieta antinfiammatoria sulla salute. Ad esempio, una revisione pubblicata nel Journal of Internal Medicine ha evidenziato che adottare questo regime alimentare può aiutare a ridurre i markers dell'infiammazione nel sangue, come la proteina

C-reattiva (PCR), la Procalcitonina (PCT) e la velocità di eritrosedimentazione (VES). Questi risultati suggeriscono che chi segue questo regime alimentare trae effettivamente benefici per quanto riguarda la riduzione dell'infiammazione sistemica.

Un punto chiave della dieta antinfiammatoria è l'incorporazione di alimenti integrali nella routine alimentare. Questi alimenti comprendono frutta, verdura, cereali integrali, legumi e noci. Sono ricchi di antiossidanti, vitamine, minerali e fibre che contribuiscono a ridurre l'infiammazione e promuovere la salute.

Un altro aspetto importante riguarda la scelta di grassi sani. La dieta antinfiammatoria consiglia l'utilizzo di fonti di grassi salutari come olio d'oliva extravergine, olio di cocco, avocado, semi di lino e noci. Questi grassi contengono acidi grassi omega-3 e antiossidanti che aiutano a combattere l'infiammazione.

Le proteine di alta qualità svolgono un ruolo cruciale nel processo di riparazione e rigenerazione delle cellule. Nella dieta antinfiammatoria, si consiglia di consumare proteine magre come pesce, pollame, uova, legumi e tofu. Queste fonti di proteine forniscono aminoacidi essenziali e antiossidanti che aiutano a ridurre l'infiammazione.

Un'altra raccomandazione importante è la riduzione dei carboidrati raffinati e dello zucchero. La dieta antinfiammatoria promuove la limitazione di alimenti come farine bianche, zucchero raffinato e cibi ad alto contenuto di zuccheri, in quanto possono provocare picchi di zucchero nel sangue e promuovere l'infiammazione nel corpo. Si suggerisce di preferire fonti di carboidrati complessi come cereali integrali, patate dolci e legumi.

Inoltre, nella dieta antinfiammatoria si evitano o si limitano gli alimenti noti per promuovere l'infiammazione nel corpo. Questi includono cibi ad alto contenuto di grassi saturi, grassi trans, oli vegetali raffinati, cibi fritti, cibi altamente processati, bevande zuccherate e alcol. Limitare o evitare questi alimenti può contribuire a ridurre l'infiammazione nel corpo.

Dulcis in fundo, come detto anche in precedenza, si consiglia di aumentare l'assunzione di alimenti ricchi di antiossidanti in quanto essi sono i primi antagonisti dei radicali liberi nel corpo, riducendo l'infiammazione e proteggendo le cellule dai danni. Questa tecnica alimentare suggerisce anche di aumentare l'assunzione di alimenti come frutti di bosco, agrumi, verdure a foglia verde scuro, spezie come curcuma e zenzero, e tè verde.

La dieta antiinfiammatoria è indicata per diverse categorie di persone che desiderano migliorare la propria salute generale e ridurre l'infiammazione nel corpo. Ecco alcuni gruppi di persone per cui questa dieta può essere particolarmente indicata:

- *Persone con condizioni infiammatorie*: La dieta antinfiammatoria può essere utile per coloro che soffrono di condizioni infiammatorie croniche come artrite reumatoide, malattie infiammatorie intestinali, tiroidite di Hashimoto e malattie autoimmuni. Queste condizioni sono spesso associate a un'elevata infiammazione nel corpo e seguire una dieta specifica può contribuire a ridurre i sintomi e promuovere il benessere.

- *Persone con disturbi gastrointestinali*: Individui affetti da disturbi gastrointestinali come sindrome dell'intestino irritabile (IBS) o malattia da reflusso gastroesofageo (MRGE) possono beneficiare della dieta antiinfiammatoria. Questa dieta promuove la salute del tratto digestivo, riducendo l'infiammazione e alleviando i sintomi come gonfiore, crampi, diarrea o costipazione.

- *Persone con sensibilità alimentari*: Chiunque abbia sensibilità o intolleranze alimentari può trovare beneficio in questa dieta in quanto essa enfatizza l'utilizzo di alimenti naturali e minimamente processati, evitando cibi ad alto contenuto di allergeni comuni come lattosio, glutine, soia o solanacee. Ridurre l'esposizione a questi alimenti può aiutare a ridurre l'infiammazione e migliorare il benessere generale.

- *Persone con obesità o sovrappeso*: La dieta antinfiammatoria può essere utile per coloro che desiderano perdere peso in modo sano. L'obesità è spesso associata a uno stato infiammatorio cronico nel corpo, che può aumentare il rischio di malattie cardiache, diabete e altre patologie. Seguire una dieta antiinfiammatoria può favorire la perdita di peso e migliorare i markers di infiammazione nel corpo.

- *Persone che desiderano promuovere una buona salute generale*: Anche coloro che non presentano specifiche condizioni di salute possono trarre beneficio dalla dieta antinfiammatoria. Questa dieta promuove l'adozione di abitudini alimentari sane, ricche di nutrienti e a basso contenuto di alimenti altamente processati. Ciò può contribuire a migliorare l'energia, la qualità del sonno, la concentrazione e la resistenza alla malattia.

Esistono dei casi limiti nei quali la dieta infiammatoria deve essere rivista in quanto c'è una sempre più crescente percentuale di persone intolleranti a lattosio e glutine e perciò andiamo ora a vedere nello specifico i 2 casi:

1. <u>*Dieta antinfiammatoria senza lattosio*</u>
2. <u>*Dieta antinfiammatoria senza glutine*</u>

La dieta antinfiammatoria senza lattosio è un'opzione adatta a coloro che sono intolleranti al lattosio o che desiderano ridurre il consumo di latticini per motivi di salute. Il lattosio è lo zucchero presente nel latte e nei suoi derivati, e alcune persone possono avere difficoltà a digerirlo correttamente a causa della mancanza di un enzima chiamato lattasi. Ciò può causare sintomi come gonfiore, gas, diarrea e disagio addominale.

Eliminare o ridurre i latticini dalla dieta può aiutare a ridurre l'infiammazione nel corpo. Quando il lattosio non viene digerito correttamente, può causare un'infiammazione nell'intestino, aumentando la permeabilità intestinale e favorendo la produzione di composti infiammatori. Di conseguenza, evitare i latticini può contribuire a ridurre l'infiammazione sistemica nel corpo.

Fortunatamente, ci sono molte alternative senza lattosio disponibili per coloro che seguono una dieta antinfiammatoria. Alcuni esempi di alimenti senza lattosio che possono essere inclusi nella dieta includono:

- *Latte vegetale*: Latte di mandorle, latte di soia, latte di cocco, latte di riso e latte di avena sono ottime alternative al latte vaccino. Sono naturalmente privi di lattosio e possono essere utilizzati nelle preparazioni culinarie, come bevanda da bere o nell'accompagnamento di cereali e tè.
- *Yogurt senza lattosio*: Esistono numerosi yogurt senza lattosio disponibili sul mercato, realizzati con ingredienti alternativi come il

latte di mandorle o il latte di cocco. Possono essere consumati da soli o utilizzati come base per frullati o salse.

- *Formaggi*: Anche per quanto riguarda i formaggi, esistono opzioni senza lattosio. Questi possono essere realizzati con latte di capra, pecora o altre fonti di latte prive di lattosio. È possibile utilizzarli per insaporire insalate, pasta o altri piatti senza l'aggiunta di lattosio.

- *Burro*: Esistono anche alternative al burro tradizionale senza lattosio, realizzate con oli vegetali o oli di semi. Queste alternative possono essere utilizzate per la cottura e la spalmabilità.

- *Dolci*: Ci sono anche alternative senza lattosio per dolci e dessert. Cioccolato fondente, gelati senza lattosio e dolcetti al cioccolato possono essere gustati senza preoccuparsi degli effetti negativi del lattosio sull'infiammazione.

La dieta antinfiammatoria senza glutine è un'opzione alimentare che esclude il glutine, una proteina presente in alcuni cereali come grano, segale, orzo e triticale. Questa dieta è particolarmente adatta a coloro che sono affetti da **celiachia** o sensibilità al glutine non celiaca, condizioni in cui il consumo di glutine può causare infiammazione nell'intestino e altri sintomi spiacevoli.

Eliminare il glutine dalla dieta può portare numerosi benefici per la salute, inclusi quelli legati alla riduzione dell'infiammazione nel corpo. Il glutine può innescare una risposta immunitaria e infiammatoria nell'intestino delle persone affette da malattia celiaca o sensibilità al glutine non celiaca, portando a danni all'intestino e sintomi gastrointestinali.

Seguire una dieta senza glutine significa evitare alimenti come pane, pasta, biscotti e torte che contengono farina di grano. Tuttavia, ci sono molte alternative senza glutine disponibili per soddisfare i bisogni nutrizionali e gustativi. Alcuni esempi di cibi senza glutine che possono essere inclusi nella dieta antinfiammatoria includono:

- *Cereali*: Esistono numerose alternative senza glutine ai cereali contenenti glutine, come il riso, il mais, il miglio, il grano saraceno e la quinoa. Questi cereali possono essere consumati al posto dei cereali a base di glutine e possono essere utilizzati nella preparazione di piatti come risotti, insalate e porridge.
- *Farine*: Esistono anche farine senza glutine che possono essere utilizzate per la preparazione di pane, pasta, dolci e altri prodotti da forno. Farine come la farina di riso, la farina di mais, la farina di mandorle e la farina di cocco sono ottime alternative alla farina di grano.

CAPITOLO 3: ALIMENTI ANTINFIAMMATORI CONSIGLIATI

La dieta antinfiammatoria si concentra sull'adozione di alimenti che aiutano a ridurre l'infiammazione e l'ossidazione nel corpo e promuovono la salute generale. Ecco alcuni cibi consigliati per una dieta antinfiammatoria:

- **Frutta e verdura**: Frutta e verdura sono ricche di antiossidanti, vitamine, minerali e fibre che aiutano a combattere l'infiammazione nel corpo. Opta per frutti di colore viola scuro e rosso come frutti bosco, mirtilli, lamponi e fragole, che sono ricchi di antociani. Le verdure a foglia verde scuro come spinaci, cavolo riccio e bietole contengono antiossidanti come la vitamina K e acido folico. Includi anche agrumi come arance, limoni e pompelmi, che sono ricchi di vitamina C.

- **Pesce ricco di omega-3**: I pesci grassi come salmone, sgombro, sardine e tonno contengono acidi grassi omega-3, noti per le loro proprietà antinfiammatorie. Gli omega-3 aiutano a ridurre la produzione di composti infiammatori nel corpo. Si consiglia di consumare pesce almeno due volte a settimana per beneficiare degli effetti antinfiammatori degli omega-3.

- **Noci e semi**: Le noci, come mandorle, noci del Brasile, noci pecan e noci di macadamia, sono fonti di grassi sani, antiossidanti e fibre. Includi anche semi come semi di lino, semi di chia, semi di girasole e semi di zucca, che sono ricchi di acidi grassi omega-3 e antiossidanti. Le noci e i semi possono essere aggiunti alle insalate, ai cereali o consumati come spuntino salutare.

- **Legumi**: I legumi, come fagioli, lenticchie, ceci e piselli, sono ricchi di fibre, proteine vegetali, vitamine e minerali. Questi alimenti sono anche a basso contenuto di grassi saturi e ricchi di antiossidanti. I legumi possono essere aggiunti alle zuppe, alle insalate o utilizzati come base per preparare burger vegetali.

- **Radici e spezie**: Le radici come zenzero e curcuma sono note per le loro proprietà antinfiammatorie. Lo zenzero ha potenti composti anti-infiammatori, mentre la curcuma contiene curcumina, un potente antiossidante. Le spezie come cannella, pepe nero e peperoncino sono anche utili per ridurre l'infiammazione nel corpo.

- **Olio d'oliva extravergine**: L'olio d'oliva extravergine è una fonte di grassi sani, tra cui acidi grassi monoinsaturi e antiossidanti come polifenoli e vitamina E. È consigliato utilizzare l'olio d'oliva extravergine come principale grasso di condimento e cottura.

- **Cereali integrali**: I cereali integrali come quinoa, farro, avena e riso integrale sono ricchi di fibre, vitamine del gruppo B e minerali. Questi cereali contengono antiossidanti e hanno un basso indice glicemico, il che significa che rilasciano lentamente lo zucchero nel sangue, evitando picchi di zucchero nel sangue che possono causare infiammazione. Scegli cereali integrali al posto di quelli raffinati come pane bianco, pasta e riso bianco.

- **Condimenti sani**: Alcuni condimenti possono aiutare a ridurre l'infiammazione nel corpo. L'aceto di mele, ad esempio, contiene acido acetico che può avere effetti antinfiammatori. L'aglio e la cipolla contengono composti solforati che possono aiutare a ridurre l'infiammazione. Le erbe aromatiche come basilico, origano, rosmarino e prezzemolo sono anche ricche di antiossidanti e possono essere utilizzate per insaporire i piatti senza aggiungere sale.

- **Bevande salutari**: Oltre all'acqua, ci sono bevande che possono aiutare a ridurre l'infiammazione. Il tè verde è ricco di antiossidanti chiamati catechine, che possono contribuire a ridurre l'infiammazione nel corpo. Il tè alla curcuma o il tè allo zenzero sono anche opzioni benefiche per le loro proprietà antinfiammatorie.

CAPITOLO 4: ALIMENTI SCONSIGLIATI NELLA DIETA ANTINFIAMMATORIA

Nella dieta antinfiammatoria, esistono alcuni alimenti che sono generalmente sconsigliati in quanto possono promuovere l'infiammazione e l'ossidazione nel corpo. Questi alimenti possono variare da persona a persona, ma ci sono alcune categorie principali da evitare o ridurre al minimo. Vediamo alcuni esempi di alimenti che possono causare infiammazione e ossidazione nel corpo:

- **Alimenti ad alto contenuto di zuccheri aggiunti**: Il consumo eccessivo di zuccheri aggiunti può innescare una risposta infiammatoria nel corpo. Bevande zuccherate, dolci, biscotti, snack confezionati e cibi raffinati sono tutti esempi di alimenti ad alto contenuto di zuccheri aggiunti che è meglio evitare o ridurre al minimo nella dieta antinfiammatoria.

- **Carboidrati raffinati**: I carboidrati raffinati, come il pane bianco, la pasta bianca, i cereali zuccherati e i prodotti da forno, possono aumentare i livelli di zucchero nel sangue e promuovere l'infiammazione nel corpo. È preferibile optare per carboidrati integrali, come il pane integrale, la pasta integrale, i cereali integrali e le farine integrali, che contengono più fibre e nutrienti.

- **Grassi saturi e trans**: I grassi saturi, presenti in alimenti come carne rossa grassa, burro, latticini interi e alimenti fritti, possono contribuire all'infiammazione sistemica. Allo stesso modo, i grassi trans, che si trovano principalmente negli alimenti trasformati, come patatine fritte, merendine confezionate e margarina idrogenata, possono aumentare l'infiammazione nel corpo.

- **Alimenti ricchi di sodio**: Un consumo eccessivo di questo elettrolita può contribuire all'infiammazione nel corpo. Gli alimenti ad alto contenuto di sodio includono alimenti confezionati, cibi pronti e fast food. Ridurre il consumo di sale e preferire spezie e erbe aromatiche per insaporire i pasti può aiutare a ridurre l'infiammazione associata al sodio.

- **Alimenti fritti e cibi ad alto contenuto di acidi grassi omega-6**: Gli acidi grassi omega-6 sono necessari per la salute, ma un eccesso di essi può promuovere l'infiammazione nel corpo. Gli alimenti fritti, come patatine fritte e alimenti cotti nell'olio ad alta temperatura, spesso contengono quantità elevate di acidi grassi omega-6. È consigliabile limitarne il consumo e bilanciare l'apporto di omega-6 con acidi grassi omega-3, come quelli presenti nel pesce, nelle noci e nei semi.

- **Alimenti altamente processati**: Gli alimenti altamente processati, come carni lavorate, snack confezionati, bevande gassate e cibi pronti, spesso contengono additivi, conservanti e ingredienti poco salutari che possono promuovere l'infiammazione nel corpo. Questi alimenti sono solitamente poveri di nutrienti essenziali e ricchi di calorie vuote.

- **Alimenti ad alto indice glicemico**: Gli alimenti ad alto indice glicemico, come pane bianco, riso bianco, patate e dolci raffinati, ma anche gelati industriali (quelli imbustati) possono innalzare rapidamente i livelli di zucchero nel sangue e promuovere l'infiammazione.

CAPITOLO 5: RICETTE E CONSIGLI PRATICI SU COME PREPARARLE

Dopo aver parlato ampiamente a livello scientifico e teorico su quello che la Dieta Antinfiammatoria può dare in termine di benefici per la salute, troverete di seguito una serie di 40 ricette pratiche e gustose che vi accompagneranno durante l'arco della giornata, con consigli pratici su come prepararle. Buon divertimento!

COLAZIONE E SPUNTINI:

- Smoothie avocado e banana
- Bowl di noci, lampone e latte di cocco
- Pancakes di farina d'avena
- Frullato con curcuma, cannella e ananas
- Muffin al cioccolato con mandorle

- Tropical smoothie con carote, curcuma e zenzero
- Mousse al cioccolato e avocado
- Porridge d'avena
- Frullato di ananas e cocco con frutti rossi
- Mousse al cioccolato e avocado
- Frittelle al cocco
- Pancake alla banana
- Biscotti al cocco e banana con cioccolato
- Crumble di fragole e lamponi
- Biscotti al pan di zenzero senza zucchero
- Ciambelle alla curcuma
- Uova in camicia con avocado e prosciutto crudo
- Bicchierino a strati: budino ai semi di chia, kiwi e Crunchy croccante con Arancia
- Tortino di carote
- Uova alla benedict affumicate con salsa olandese

PRANZO O CENA:
- Riso con pollo, curcuma e spinaci
- Cous cous di verdure

- Timballo di grano saraceno con pomodori e piselli
- Insalata di fagioli neri, quinoa e verdure
- Salmone con insalata di patate ed erbe aromatiche
- Sgombro alla griglia con crema di barbabietola
- Tonno con salsa al mango e curry
- Branzino al limone e zenzero
- Orzo con zucchine e pomodori
- Cavolfiore arrosto con mandorle e salsa yogurt
- Spaghetti con zucchine e polpette di tacchino
- Peperoni ripieni di quinoa e verdure
- Insalata di ceci con tonno e pomodori
- Pennette al pesto di basilico e pomodorini secchi
- Polpette di ceci al forno
- Polenta con cavolo nero e verza
- Omelette con tacchino e formaggio
- Medaglioni di zucca e ricotta al forno
- Insalata di patate norvegese
- Merluzzo al vapore con agrumi
- Salmone al cartoccio con verdure e spezie
- Wok di verdure, gamberi e zenzero
- Petto di pollo al curry con verdure al vapore

- ➢ Alici gratinate
- ➢ Cavolfiori croccanti alla curcuma

Ora andiamo a vedere cosa serve e come preparare queste colazioni e spuntini dolci e salati per iniziare e dare nuova energia alla propria giornata!

Smoothie avocado e banana

Ingredienti:
- 1 avocado maturo
- 1 banana matura
- 1 tazza di latte (puoi usare il latte di mandorle o il latte di cocco per opzioni senza lattosio)
- 1 cucchiaio di miele o sciroppo d'acero (opzionale)
- Cubetti di ghiaccio

Procedura:
1. Taglia l'avocado a metà, rimuovi il nocciolo e preleva la polpa con un cucchiaio.
2. Sbuccia la banana e tagliala a pezzi.
3. Metti l'avocado, la banana, il latte e il miele o lo sciroppo d'acero (se desiderato) nel frullatore.
4. Frulla tutto insieme fino a ottenere una consistenza liscia e omogenea.
5. Se preferisci una consistenza più fresca, puoi aggiungere alcuni cubetti di ghiaccio e frullare nuovamente.
6. Versa il tuo smoothie in un bicchiere e gustalo subito.

Bowl di noci, lampone e latte di cocco

Ingredienti:
- 1 tazza di noci miste (come noci, noci pecan, mandorle)
- 1 tazza di lamponi freschi o congelati
- 1 tazza di latte di cocco

- 1 cucchiaio di miele o sciroppo d'acero (opzionale)
- 2 cucchiai di granola (per guarnire)
- Frutta fresca a piacere

Procedura:
1. Metti le noci, i lamponi, il latte di cocco e il miele o lo sciroppo d'acero (se desiderato) in un frullatore.
2. Frulla tutto insieme fino a ottenere una consistenza liscia e cremosa.
3. Versa il composto in una ciotola.
4. Guarnisci il tuo bowl di noci e lampone con granola e frutta fresca a piacere.
5. Puoi aggiungere anche altri ingredienti come semi di lino, cocco grattugiato o yogurt greco per personalizzare ulteriormente il tuo bowl.
6. Servi e gusta il tuo bowl di noci, lampone e latte di cocco immediatamente.

Pancakes di farina d'avena

Ingredienti:
- 1 tazza di farina d'avena istantanea
- 1 cucchiaino di lievito in polvere
- 1/2 cucchiaino di cannella
- 1/4 cucchiaino di sale
- 1 tazza di latte (puoi usare il latte di mandorle o il latte di cocco per opzioni senza lattosio)
- 1 uovo
- 1 cucchiaio di olio vegetale o burro fuso
- 1 cucchiaio di zucchero (opzionale)
- Frutta fresca o sciroppo d'acero (per guarnire)

Procedura:
1. In una ciotola, mescola la farina d'avena, il lievito in polvere, la cannella (se desiderato) e il sale.
2. In un'altra ciotola, sbatti il latte, l'uovo, l'olio vegetale o il burro fuso e lo zucchero (se desiderato) fino a ottenere un composto omogeneo.

3. Versa il composto liquido nella ciotola degli ingredienti secchi e mescola fino a combinare bene gli ingredienti.
4. Riscalda leggermente una padella antiaderente e unta con un po' di olio o burro.
5. Versa l'impasto per pancake nella padella, formando piccoli dischi.
6. Cuoci i pancakes a fuoco medio-basso fino a quando compaiono delle bollicine sulla superficie, poi girali e cuocili dall'altro lato fino a quando sono dorati.
7. Ripeti il processo con il resto dell'impasto.
8. Servi i pancakes caldi, guarnendoli con frutta fresca o sciroppo d'acero a piacere.

Frullato con curcuma, cannella e ananas

Ingredienti:
- 1 tazza di ananas fresco tagliato a pezzi (può essere anche ananas congelato)
- 1 tazza di latte di mandorle o latte di cocco
- 1 cucchiaino di curcuma in polvere
- 1/2 cucchiaino di cannella in polvere

- 1 cucchiaino di miele o sciroppo d'acero (opzionale)
- Cubetti di ghiaccio

Procedura:
1. Metti l'ananas, il latte di mandorle o di cocco, la curcuma, la cannella e il miele o lo sciroppo d'acero (se desiderato) nel frullatore.
2. Frulla tutti gli ingredienti fino a ottenere un composto liscio e omogeneo.
3. Se desideri una consistenza più fresca, aggiungi alcuni cubetti di ghiaccio e frulla nuovamente.
4. Assaggia e, se necessario, aggiusta la dolcezza aggiungendo un po' di miele o sciroppo d'acero.
5. Versa il frullato in un bicchiere e gustalo immediatamente.

Muffin al cioccolato con mandorle

Ingredienti:
- 1 ½ tazze di farina per dolci
- ½ tazza di zucchero
- ¼ di tazza di cacao in polvere
- 1 cucchiaino di lievito in polvere
- ½ cucchiaino di bicarbonato di sodio
- ¼ di cucchiaino di sale
- ½ tazza di latte
- ½ tazza di yogurt greco
- ¼ di tazza di olio vegetale
- 1 uovo
- 1 cucchiaino di estratto di vaniglia
- ½ tazza di mandorle tritate
- ½ tazza di gocce di cioccolato

Procedura:
1. Preriscalda il forno a 180°C e prepara una teglia per muffin con i pirottini di carta.
2. In una ciotola grande, mescola la farina, lo zucchero, il cacao in polvere, il lievito in polvere, il bicarbonato di sodio e il sale.

3. In un'altra ciotola, mescola il latte, lo yogurt, l'olio vegetale, l'uovo e l'estratto di vaniglia fino a ottenere un composto omogeneo.
4. Versa il composto liquido nella ciotola degli ingredienti secchi e mescola delicatamente fino a che gli ingredienti siano appena combinati.
5. Aggiungi le mandorle tritate e le gocce di cioccolato all'impasto e mescola delicatamente.
6. Distribuisci l'impasto equamente tra i pirottini di carta nella teglia per muffin.
7. Inforna per circa 18-20 minuti o fino a quando uno stecchino inserito nel centro dei muffin esce pulito.
8. Sforna i muffin e lasciali raffreddare nella teglia per alcuni minuti, quindi trasferiscili su una griglia per raffreddarsi completamente.
9. Servi i muffin al cioccolato con mandorle e gustali a temperatura ambiente.

Tropical smoothie con carote, curcuma e zenzero

Ingredienti:
- 1 carota grande, sbucciata e tagliata a pezzi
- 1 tazza di ananas fresco tagliato a pezzi (può essere anche ananas congelato)
- 1 tazza di latte di cocco
- 1 cucchiaino di radice di curcuma fresca grattugiata (o 1/2 cucchiaino di curcuma in polvere)
- 1 cucchiaino di zenzero fresco grattugiato
- 1 cucchiaino di miele o sciroppo d'acero (opzionale)
- Cubetti di ghiaccio

Procedura:
1. Metti la carota, l'ananas, il latte di cocco, la curcuma grattugiata, lo zenzero grattugiato e il miele o lo sciroppo d'acero (se desiderato) nel frullatore.
2. Frulla tutto insieme fino a ottenere una consistenza liscia e omogenea.

3. Se desideri una consistenza più fresca, aggiungi alcuni cubetti di ghiaccio e frulla nuovamente.
4. Assaggia il frullato e, se necessario, aggiusta la dolcezza aggiungendo un po' di miele o sciroppo d'acero.
5. Versa il frullato tropicale con carote, curcuma e zenzero in un bicchiere e gustalo immediatamente.

Mousse al cioccolato e avocado

Ingredienti:
- 2 avocado maturi
- 1/2 tazza di cacao in polvere
- 1/4 di tazza di latte di cocco
- 1/4 di tazza di sciroppo d'acero o dolcificante a piacere
- 1 cucchiaino di estratto di vaniglia
- Una puntina di sale
- Frutta fresca o cioccolato grattugiato per guarnire (opzionale)

Procedura:
1. In un frullatore o robot da cucina, metti la polpa degli avocado, il cacao in polvere, il latte di cocco, lo sciroppo d'acero, l'estratto di vaniglia e il sale.
2. Frulla tutto insieme fino a ottenere una consistenza liscia e cremosa.
3. Assaggia e aggiungi altro dolcificante se desiderato.
4. Trasferisci la mousse in ciotole o bicchieri per dessert.
5. Metti la mousse in frigorifero per almeno 1-2 ore per farla raffreddare e solidificare leggermente.
6. Prima di servire, guarnisci con frutta fresca o cioccolato grattugiato, se desiderato.

Porridge d'avena

Ingredienti:
- 1/2 tazza di fiocchi d'avena
- 1 tazza di latte (puoi usare il latte di mandorle o il latte di cocco per opzioni senza lattosio)

- 1/2 tazza di acqua
- 1 cucchiaio di sciroppo d'acero o dolcificante a piacere
- Una presa di sale
- Frutta fresca, frutta secca o semi per guarnire (opzionale)

Procedura:
1. In una pentola, unisci i fiocchi d'avena, il latte, l'acqua, lo sciroppo d'acero e il sale.
2. Accendi il fornello a fuoco medio-alto e porta il tutto ad ebollizione, mescolando di tanto in tanto.
3. Riduci la fiamma a medio-bassa e continua a cuocere il porridge per circa 5-7 minuti, mescolando costantemente, finché non raggiunge la consistenza desiderata.
4. Rimuovi dal fuoco e lascia riposare per un paio di minuti per addensare ulteriormente.
5. Versa il porridge d'avena in una ciotola e guarnisci con la frutta fresca, la frutta secca o i semi a piacere.
6. Servi il porridge d'avena caldo e gustalo immediatamente.

Frullato di ananas e cocco con frutti rossi

Ingredienti:
- 1 tazza di ananas fresco tagliato a pezzi (può essere anche ananas congelato)
- 1 tazza di latte di cocco
- 1/2 tazza di frutti rossi (fragole, mirtilli, lamponi, ribes, ecc.)
- 1 cucchiaio di sciroppo d'acero o dolcificante a piacere
- Cubetti di ghiaccio

Procedura:
1. Metti l'ananas, il latte di cocco, i frutti rossi e lo sciroppo d'acero nel frullatore.
2. Frulla tutto insieme fino a ottenere una consistenza liscia e cremosa.
3. Se desideri una consistenza più fresca, aggiungi alcuni cubetti di ghiaccio e frulla nuovamente.
4. Assaggia il frullato e aggiungi altro dolcificante se necessario.

5. Versa il frullato di ananas e cocco con frutti rossi in un bicchiere e gustalo immediatamente.

Mousse al cioccolato e avocado

Ingredienti:
- 2 avocado maturi
- 1/4 di tazza di cacao in polvere
- 1/4 di tazza di sciroppo d'acero o dolcificante a piacere
- 1 cucchiaino di estratto di vaniglia
- Una presa di sale
- Frutta fresca o cioccolato grattugiato per guarnire (opzionale)

Procedura:
1. In una ciotola, sbuccia gli avocado e rimuovi il nocciolo.
2. Schiaccia gli avocado con una forchetta fino a ottenere una consistenza liscia.

3. Aggiungi il cacao in polvere, lo sciroppo d'acero, l'estratto di vaniglia e il sale agli avocado schiacciati.
4. Mescola bene fino a ottenere una mousse omogenea.
5. Assaggia la mousse e, se necessario, aggiungi altro dolcificante a seconda dei tuoi gusti.
6. Trasferisci la mousse al cioccolato e avocado in ciotoline o bicchieri per dessert.
7. Metti la mousse in frigorifero per almeno 1-2 ore per farla raffreddare e solidificare leggermente.
8. Prima di servire, guarnisci con frutta fresca o cioccolato grattugiato, se desiderato.
9. Goditi la deliziosa mousse al cioccolato e avocado come dessert sano e cremoso.

Frittelle al cocco

Ingredienti:
- 1 tazza di farina
- 2 cucchiai di zucchero
- 1/2 tazza di cocco grattugiato

- 1 cucchiaino di lievito in polvere
- 1/4 di cucchiaino di sale
- 1 uovo
- 3/4 di tazza di latte di cocco
- 1 cucchiaino di estratto di vaniglia
- Olio di cocco per friggere

Procedura:
1. In una ciotola, mescola la farina, lo zucchero, il cocco grattugiato, il lievito in polvere e il sale.
2. In un'altra ciotola, sbatti l'uovo, il latte di cocco e l'estratto di vaniglia fino a ottenere un composto omogeneo.
3. Versa il composto liquido nella ciotola degli ingredienti secchi e mescola fino a ottenere un impasto liscio.
4. Scalda l'olio di cocco in una padella a fuoco medio.
5. Prendi un cucchiaio di impasto e versalo nella padella calda per formare una frittella.
6. Cuoci le frittelle per circa 2-3 minuti su ogni lato o fino a quando sono dorate.

7. Una volta cotte, trasferisci le frittelle su un piatto foderato con carta assorbente per eliminare l'eccesso di olio.
8. Ripeti il processo con l'impasto rimanente.
9. Servi le frittelle al cocco calde, eventualmente spolverate con zucchero a velo o guarnite con frutta fresca o sciroppo d'acero, a piacere.

Pancake alla banana

Ingredienti:
- 1 banana matura
- 1 tazza di farina
- 1 cucchiaio di zucchero
- 1 cucchiaino di lievito in polvere
- 1/4 di cucchiaino di sale
- 3/4 di tazza di latte
- 1 uovo
- 1 cucchiaino di olio vegetale
- Burro o olio per ungere la padella

Procedura:
1. Schiaccia la banana in una ciotola grande fino a renderla una purea liscia.
2. Aggiungi la farina, lo zucchero, il lievito in polvere e il sale nella ciotola con la banana e mescola bene.
3. In un'altra ciotola, sbatti insieme il latte, l'uovo e l'olio vegetale.
4. Versa il composto liquido nella ciotola degli ingredienti secchi e mescola fino a ottenere un impasto omogeneo.
5. Scalda una padella antiaderente e ungi leggermente con burro o olio.
6. Versa circa 1/4 di tazza di impasto per formare ogni pancake sulla padella calda.
7. Cuoci i pancake per circa 2-3 minuti su ogni lato o fino a quando sono dorati.
8. Ripeti il processo con l'impasto rimanente.
9. Servi i pancake alla banana caldi, accompagnandoli con sciroppo d'acero, fette di banana aggiuntive o altre guarnizioni a piacere.

Biscotti al cocco e banana con cioccolato

Ingredienti:
- 1 banana matura
- 1/4 di tazza di burro morbido
- 1/4 di tazza di zucchero di canna
- 1 cucchiaino di estratto di vaniglia
- 1 tazza di farina
- 1/2 cucchiaino di lievito in polvere
- 1/4 di cucchiaino di sale
- 1/2 tazza di cocco grattugiato
- 1/2 tazza di gocce di cioccolato

Procedura:
1. Preriscalda il forno a 180°C e foderare una teglia con carta da forno.
2. In una ciotola, schiaccia la banana fino a renderla una purea liscia.
3. Aggiungi il burro morbido, lo zucchero di canna e l'estratto di vaniglia alla banana e mescola bene.
4. Aggiungi la farina, il lievito in polvere e il sale nella ciotola e mescola fino a formare un impasto omogeneo.

5. Aggiungi il cocco grattugiato e le gocce di cioccolato all'impasto e mescola bene.
6. Prendi cucchiaiate di impasto e posizionale sulla teglia preparata, distanziandole leggermente.
7. Schiaccia leggermente ogni biscotto con il dorso di un cucchiaio.
8. Inforna i biscotti per circa 12-15 minuti o finché sono dorati sui bordi.
9. Rimuovi dal forno e lascia raffreddare completamente sulla teglia.
10. Una volta raffreddati, i biscotti al cocco e banana con cioccolato sono pronti per essere gustati.

Crumble di fragole e lamponi

Ingredienti:
- 2 tazze di fragole fresche tagliate a pezzi
- 1 tazza di lamponi freschi
- 1/4 di tazza di zucchero di canna
- Succo di 1/2 limone
- 1/2 tazza di farina

- 1/2 tazza di fiocchi di avena
- 1/4 di tazza di zucchero di canna
- 1/4 di cucchiaino di cannella in polvere
- 1/4 di cucchiaino di sale
- 1/4 di tazza di burro freddo a dadini

Procedura:
1. Preriscalda il forno a 180°C e prepara una teglia rettangolare.
2. In una ciotola, mescola le fragole, i lamponi, lo zucchero di canna e il succo di limone.
3. Disponi il misto di frutta nella teglia preparata.
4. In un'altra ciotola, mescola la farina, i fiocchi di avena, lo zucchero di canna, la cannella e il sale.
5. Aggiungi il burro freddo a dadini e lavoralo con le mani fino a ottenere una consistenza sbriciolata.
6. Distribuisci uniformemente le briciole di crumble sulla frutta.
7. Inforna il crumble per circa 25-30 minuti o finché la frutta è morbida e il crumble è dorato.
8. Rimuovi dal forno e lascia raffreddare leggermente.

9. Servi il crumble di fragole e lamponi tiepido, magari accompagnato da una pallina di gelato alla vaniglia o panna montata.

Biscotti al pan di zenzero senza zucchero

Ingredienti:
- 2 tazze di farina di frumento integrale
- 2 cucchiaini di zenzero in polvere
- 1 cucchiaino di cannella in polvere
- 1/2 cucchiaino di bicarbonato di sodio
- 1/4 di cucchiaino di sale
- 1/2 tazza di burro non salato, a temperatura ambiente
- 1/2 tazza di melassa
- 1 uovo grande
- 1 cucchiaino di estratto di vaniglia
- Zucchero di canna per decorare (opzionale)

Procedura:
1. Preriscalda il forno a 180°C e prepara una teglia foderata con carta da forno.

2. In una ciotola, mescola la farina, lo zenzero in polvere, la cannella, il bicarbonato di sodio e il sale.
3. In un'altra ciotola, sbatti il burro morbido e la melassa fino a ottenere una consistenza cremosa.
4. Aggiungi l'uovo e l'estratto di vaniglia al composto di burro e melassa e mescola bene.
5. Aggiungi gradualmente gli ingredienti secchi alla ciotola degli ingredienti umidi e mescola fino a formare un impasto omogeneo.
6. Prendi piccole porzioni di impasto e forma dei biscotti con le mani, schiacciandoli leggermente.
7. Disponi i biscotti sulla teglia preparata, lasciando uno spazio sufficiente tra di loro.
8. Se desideri, spolvera la superficie dei biscotti con un po' di zucchero di canna per decorare.
9. Inforna i biscotti per circa 10-12 minuti o finché sono dorati sui bordi.
10. Rimuovi dal forno e lascia raffreddare completamente sulla teglia.

11. Una volta raffreddati, i biscotti al pan di zenzero senza zucchero sono pronti per essere gustati.

Ciambelle alla curcuma

Ingredienti:
- 2 tazze di farina
- 1 cucchiaino di lievito in polvere
- 1/2 cucchiaino di bicarbonato di sodio
- 1/2 cucchiaino di sale
- 2 cucchiaini di curcuma in polvere
- 1/2 cucchiaino di cannella in polvere
- 1/4 di cucchiaino di pepe nero
- 1/2 tazza di zucchero di canna
- 1/4 di tazza di olio vegetale
- 3/4 di tazza di latte (o latte vegetale)
- 1 cucchiaino di estratto di vaniglia
- Zucchero a velo per decorare (opzionale)

Procedura:
1. Preriscalda il forno a 180°C e ungi una teglia per ciambelle con olio o burro.

2. In una ciotola, setaccia la farina, il lievito in polvere, il bicarbonato di sodio, il sale, la curcuma, la cannella e il pepe nero.
3. In un'altra ciotola, mescola lo zucchero di canna, l'olio vegetale, il latte e l'estratto di vaniglia fino a ottenere un composto omogeneo.
4. Aggiungi gradualmente gli ingredienti secchi al composto liquido, mescolando fino a formare un impasto morbido.
5. Trasferisci l'impasto nella teglia per ciambelle, riempiendo ogni forma per circa 2/3.
6. Inforna le ciambelle per circa 12-15 minuti o finché sono gonfie e leggermente dorati.
7. Sforna le ciambelle e lasciale raffreddare leggermente sulla teglia per qualche minuto.
8. Se desideri, spolvera le ciambelle con zucchero a velo prima di servire.

Uova in camicia con avocado e prosciutto crudo

Ingredienti:
- 2 uova
- 1 avocado maturo
- 2 fette di prosciutto crudo
- Succo di mezzo limone
- Sale e pepe q.b.
- Olio d'oliva per la cottura

Procedura:
1. Taglia l'avocado a metà, rimuovi il nocciolo e preleva la polpa con un cucchiaio in una ciotola.
2. Schiaccia l'avocado con una forchetta e aggiungi il succo di limone, sale e pepe a piacere. Mescola bene.
3. Porta a ebollizione una pentola d'acqua e aggiungi un po' di aceto.
4. Rompi delicatamente un uovo in una tazza e crea un piccolo vortice nell'acqua con un cucchiaio.
5. Versa l'uovo nel vortice e cuoci per circa 3-4 minuti per ottenere un uovo in camicia con il

tuorlo ancora morbido. Ripeti il processo con l'altro uovo.
6. Nel frattempo, scalda una padella e aggiungi le fette di prosciutto crudo per farle diventare croccanti.
7. Tosta leggermente delle fette di pane se desideri servire l'uovo in camicia con avocado e prosciutto su una base di pane tostato.
8. Spalma l'avocado schiacciato sul pane tostato e posiziona sopra una fetta di prosciutto crudo croccante.
9. Scola le uova in camicia e disponile delicatamente sopra il prosciutto.
10. Completa con un filo di olio d'oliva.

Bicchierino a strati: budino ai semi di chia, kiwi e crunchy croccante con Arancia

Ingredienti:
- 2 cucchiai di semi di chia
- 1/2 tazza di latte di mandorle (o altro latte vegetale)

- 1 cucchiaino di sciroppo d'acero (o dolcificante a piacere)
- 1 kiwi maturo, tagliato a cubetti
- 2 biscotti Crunchy croccanti con Arancia, sbriciolati

Procedura:
1. In una ciotola, mescola i semi di chia, il latte di mandorle e lo sciroppo d'acero. Lascia riposare per almeno 15 minuti, fino a quando i semi di chia si addenseranno e formeranno un budino.
2. Prendi due bicchierini trasparenti e inizia a creare gli strati.
3. Aggiungi uno strato di budino ai semi di chia nel fondo dei bicchierini.
4. Sovrapponi uno strato di cubetti di kiwi sopra il budino.
5. Aggiungi uno strato di biscotti Crunchy croccanti con Arancia, sbriciolati sopra il kiwi.
6. Ripeti i passaggi 3-5 per creare un secondo strato di budino, kiwi e biscotti.
7. Termina con un ultimo strato di budino ai semi di chia.

8. Decora con qualche cubetto di kiwi e una spolverata di sbriciolature di biscotti.
9. Metti i bicchierini in frigorifero per almeno 1 ora per far raffreddare e compattare gli strati.
10. Servi i bicchierini a strati di budino ai semi di chia, kiwi e Crunchy croccante come delizioso dessert.

Tortino di carote

Ingredienti:
- 1/2 tazza di fiocchi d'avena
- 1/2 tazza di latte di mandorle (o altro latte vegetale)
- 1/4 di tazza di yogurt greco
- 1 cucchiaio di semi di chia
- 1 cucchiaio di sciroppo d'acero (o dolcificante a piacere)
- 1/2 cucchiaino di cannella in polvere
- 1/2 cucchiaino di estratto di vaniglia
- 1 carota media, grattugiata
- Noci tritate per guarnire (opzionale)

Procedura:
1. In una ciotola, unisci i fiocchi d'avena, il latte di mandorle, lo yogurt greco, i semi di chia, lo sciroppo d'acero, la cannella e l'estratto di vaniglia.
2. Mescola bene tutti gli ingredienti fino a ottenere un composto omogeneo.
3. Aggiungi la carota grattugiata e mescola nuovamente.
4. Copri la ciotola con pellicola trasparente o un coperchio e lascia riposare in frigorifero durante la notte o almeno per 4-6 ore.
5. Al momento di servire, mescola bene il composto e distribuiscilo in piccoli stampi per tortini o in bicchierini da dessert.
6. Guarnisci con noci tritate o altri ingredienti a piacere.
7. Servi il tortino di carote come colazione o spuntino salutare.

Uova alla benedict affumicate con salsa olandese

Ingredienti:
- 2 uova
- 2 fette di prosciutto affumicato
- 2 fette di pane tostato
- Olio d'oliva per la cottura
- Sale e pepe q.b.
- Salsa olandese (vedi ricetta di seguito)

Procedura:
1. Porta a ebollizione una pentola d'acqua e aggiungi un po' di aceto.
2. Rompi delicatamente un uovo in una tazza.
3. Crea un leggero vortice nell'acqua con un cucchiaio e delicatamente versa l'uovo nel vortice.
4. Cuoci l'uovo per circa 3-4 minuti, fino a quando il bianco è completamente rappreso ma il tuorlo rimane morbido.
5. Nel frattempo, scalda una padella e aggiungi un filo di olio d'oliva.

6. Cuoci le fette di prosciutto affumicato nella padella fino a renderle croccanti.
7. Tosta le fette di pane e posizionale su un piatto.
8. Scola l'uovo in camicia e posizionalo sopra una fetta di pane tostato.
9. Aggiungi una fetta di prosciutto affumicato sopra l'uovo.
10. Ripeti i passaggi 2-9 per l'altro uovo.
11. Completa con una spolverata di sale e pepe.
12. Versa la salsa olandese (vedi ricetta di seguito) sopra le uova e il prosciutto.
13. Servi immediatamente le uova alla benedict affumicate con salsa olandese come delizioso piatto principale per la colazione o il brunch.

Salsa olandese:
Ingredienti:
- 2 tuorli d'uovo
- Succo di 1/2 limone
- 125 g di burro fuso
- Sale e pepe q.b.

Procedura:
1. In una ciotola, sbatti i tuorli d'uovo con il succo di limone fino a ottenere un composto omogeneo.
2. Posiziona la ciotola sopra una pentola con acqua calda a fuoco medio-basso (a bagnomaria).
3. Aggiungi il burro fuso a filo, mescolando costantemente con una frusta, finché la salsa diventa densa e cremosa.
4. Aggiusta di sale e pepe.
5. Togli la ciotola dal fuoco e mantieni la salsa olandese al caldo fino al momento di servire.

Andiamo a vedere ora tutti gli ingredienti che servono e le procedure per realizzare pranzi e cene per tutti i gusti.

Riso con pollo, curcuma e spinaci

Ingredienti:
- 1 tazza di riso basmati
- 2 tazze di brodo di pollo
- 2 petti di pollo, tagliati a cubetti
- 1 cucchiaino di curcuma in polvere
- 1 cucchiaino di paprika
- 1 spicchio d'aglio, tritato
- 1 cipolla piccola, tritata
- 2 manciate di spinaci freschi
- Olio d'oliva per la cottura
- Sale e pepe q.b.

Procedura:
1. Risciacqua il riso basmati sotto acqua fredda per eliminare l'eccesso di amido.

2. In una pentola, scalda un po' di olio d'oliva e aggiungi la cipolla tritata e l'aglio. Soffriggi fino a quando sono dorati e profumati.
3. Aggiungi il pollo a cubetti nella pentola e cuoci fino a quando è dorato su tutti i lati.
4. Aggiungi la curcuma, la paprika, il sale e il pepe al pollo. Mescola bene per distribuire le spezie uniformemente.
5. Aggiungi il riso basmati nella pentola e mescola per farlo tostare leggermente.
6. Versa il brodo di pollo nella pentola e porta a ebollizione.
7. Riduci il fuoco, copri la pentola con un coperchio e lascia cuocere per circa 15-20 minuti, o fino a quando il riso è cotto e il liquido è assorbito.
8. Aggiungi gli spinaci freschi al riso e mescola finché si appassiscono.
9. Assaggia e aggiusta di sale e pepe se necessario.
10. Togli la pentola dal fuoco e lascia riposare per alcuni minuti prima di servire.

Cous cous di verdure

Ingredienti:
- 1 tazza di cous cous
- 1 tazza di acqua calda
- 1 zucchina, tagliata a cubetti
- 1 peperone rosso, tagliato a cubetti
- 1 cipolla rossa, tagliata a fette sottili
- 1 carota, tagliata a rondelle
- 2 cucchiai di olio d'oliva
- Succo di 1 limone
- Sale e pepe q.b.
- Prezzemolo fresco tritato per guarnire

Procedura:
1. Metti il cous cous in una ciotola e versa l'acqua calda. Copri la ciotola con un piatto o un coperchio e lascia riposare per circa 5 minuti, finché il cous cous assorbe l'acqua e diventa morbido.
2. In una padella, scalda l'olio d'oliva a fuoco medio.
3. Aggiungi la cipolla e cuoci fino a quando diventa traslucida.

4. Aggiungi le zucchine, il peperone e la carota nella padella e cuoci per circa 5-7 minuti, fino a quando le verdure diventano tenere ma croccanti.
5. Condisci le verdure con il succo di limone, sale e pepe.
6. Trasferisci il cous cous in una grande ciotola da servizio e aggiungi le verdure saltate.
7. Mescola bene tutti gli ingredienti fino a quando sono ben combinati.
8. Guarnisci con prezzemolo fresco tritato.

Timballo di grano saraceno con pomodori e piselli

Ingredienti:
- 1 tazza di grano saraceno
- 2 tazze di acqua
- 1 cipolla, tritata
- 2 spicchi d'aglio, tritati
- 2 pomodori maturi, tagliati a cubetti
- 1 tazza di piselli freschi o surgelati
- 1 cucchiaio di olio d'oliva

- 1 cucchiaino di origano secco
- Sale e pepe q.b.
- Formaggio grattugiato (opzionale)

Procedura:
1. Risciacqua il grano saraceno sotto acqua fredda per eliminare eventuali impurità.
2. In una pentola, porta a ebollizione l'acqua. Aggiungi il grano saraceno e cuoci a fuoco medio-basso per circa 15-20 minuti, o fino a quando è cotto e tenero. Scola eventualmente l'acqua in eccesso.
3. In una padella, scalda l'olio d'oliva a fuoco medio.
4. Aggiungi la cipolla tritata e l'aglio e cuoci fino a quando diventano morbidi e dorati.
5. Aggiungi i pomodori a cubetti e i piselli nella padella e cuoci per altri 5-7 minuti, finché le verdure sono tenere.
6. Aggiungi l'origano, il sale e il pepe alle verdure e mescola bene.
7. In una teglia da forno, disponi uno strato di grano saraceno sul fondo.
8. Copri con uno strato delle verdure saltate.

9. Continua a alternare strati di grano saraceno e verdure fino a esaurire gli ingredienti, terminando con uno strato di verdure.
10. Spolverizza la superficie con formaggio grattugiato, se lo si desidera.
11. Copri la teglia con carta stagnola e cuoci in forno preriscaldato a 180°C per circa 20-25 minuti.
12. Rimuovi la carta stagnola e cuoci per altri 5-10 minuti, o fino a quando la superficie è dorata.
13. Togli il timballo di grano saraceno dal forno e lascia riposare per alcuni minuti prima di servire.
14. Taglia a fette e servi il timballo di grano saraceno con pomodori e piselli come piatto principale o contorno.

Insalata di fagioli neri, quinoa e verdure

Ingredienti:
- 1 tazza di fagioli neri in scatola, sciacquati e scolati
- 1/2 tazza di quinoa
- 1 peperone rosso, tagliato a cubetti
- 1 cetriolo, tagliato a cubetti
- 1 pomodoro, tagliato a cubetti
- 1 carota, grattugiata
- 1 cipolla rossa, tritata
- Succo di 1 limone
- 2 cucchiai di olio d'oliva
- Sale e pepe q.b.
- Prezzemolo fresco tritato per guarnire

Procedura:
1. Cuoci la quinoa seguendo le istruzioni riportate sulla confezione. Lascia raffreddare.
2. In una grande ciotola da insalata, unisci i fagioli neri, la quinoa, il peperone, il cetriolo, il pomodoro, la carota e la cipolla rossa.

3. In una piccola ciotola, mescola il succo di limone, l'olio d'oliva, il sale e il pepe per preparare la vinaigrette.
4. Versa la vinaigrette sull'insalata di fagioli neri e quinoa e mescola bene per condire tutti gli ingredienti.
5. Guarnisci con prezzemolo fresco tritato.
6. Lascia l'insalata riposare in frigorifero per almeno 30 minuti prima di servire, per far amalgamare i sapori.

Salmone con insalata di patate ed erbe aromatiche

Ingredienti:
- 2 filetti di salmone
- 500 g di patate, sbucciate e tagliate a cubetti
- 1 cipolla rossa, affettata sottilmente
- 1 mazzetto di prezzemolo fresco, tritato
- 1 mazzetto di basilico fresco, tritato
- Succo di 1 limone
- Olio d'oliva extra vergine
- Sale e pepe q.b.

Procedura:
1. Preriscalda il forno a 200°C.
2. Disponi i filetti di salmone su una teglia da forno foderata con carta da forno. Condisci con sale, pepe e un filo di olio d'oliva.
3. Cuoci il salmone in forno per circa 12-15 minuti, o fino a quando è cotto e si sfalda facilmente.
4. Nel frattempo, porta a ebollizione una pentola di acqua salata. Aggiungi le patate cubettate e cuoci per circa 10-12 minuti, o fino a quando sono tenere ma non troppo morbide.
5. Scolare e lasciale raffreddare leggermente.
6. In una ciotola grande, unisci le patate, la cipolla rossa affettata, il prezzemolo e il basilico tritati.
7. Condisci con succo di limone, olio d'oliva extra vergine, sale e pepe. Mescola delicatamente per distribuire bene i condimenti.
8. Disponi l'insalata di patate su piatti individuali o su un grande piatto da portata.
9. Posiziona i filetti di salmone cotto sopra l'insalata di patate e guarnisci con basilico fresco.

Sgombro alla griglia con crema di barbabietola

Ingredienti:
- 2 filetti di sgombro
- 2 barbabietole cotte, sbucciate e tagliate a cubetti
- 2 cucchiai di yogurt greco
- Succo di 1/2 limone
- 1 spicchio d'aglio, tritato
- Prezzemolo fresco tritato
- Sale e pepe q.b.
- Olio d'oliva extra vergine

Procedura:
1. Preriscalda la griglia a fuoco medio-alto.
2. Spennella leggermente i filetti di sgombro con olio d'oliva e condiscili con sale e pepe.
3. Posiziona i filetti di sgombro sulla griglia e cuoci per circa 4-5 minuti per lato, o fino a quando sono ben cotti e si sfaldano facilmente.
4. Mentre lo sgombro cuoce, prepara la crema di barbabietola. In un mixer o robot da cucina, frulla le barbabietole cotte, lo yogurt greco, il succo di limone, l'aglio tritato, il prezzemolo

fresco, sale e pepe, fino a ottenere una crema omogenea.
5. Trasferisci la crema di barbabietola in una ciotola.
6. Servi i filetti di sgombro alla griglia con la crema di barbabietola come salsa accanto.
7. Guarnisci con un po' di prezzemolo fresco tritato.
8. Puoi accompagnare il piatto con contorni come insalata mista o verdure grigliate.

Tonno con salsa al mango e curry

Ingredienti:
- 2 filetti di tonno
- 1 mango maturo, pelato e tagliato a cubetti
- 1 cucchiaino di curry in polvere
- Succo di 1 lime
- 2 cucchiai di salsa di soia
- 1 cucchiaio di olio d'oliva
- Sale e pepe q.b.
- Coriandolo fresco tritato per guarnire

Procedura:
1. Scalda l'olio d'oliva in una padella antiaderente a fuoco medio-alto.
2. Cuoci i filetti di tonno per 2-3 minuti per lato, o fino a quando sono cotti ma ancora rosa all'interno. Trasferiscili su un piatto e coprili con un foglio di alluminio per mantenerli caldi.
3. Nella stessa padella, aggiungi il mango tagliato a cubetti e il curry in polvere. Cuoci per 2-3 minuti, mescolando di tanto in tanto, finché il mango si ammorbidisce leggermente.
4. Aggiungi il succo di lime e la salsa di soia alla padella. Mescola bene per combinare gli ingredienti e cuoci per altri 1-2 minuti.
5. Aggiusta di sale e pepe a piacere.
6. Disponi i filetti di tonno su piatti individuali o su un piatto da portata.
7. Versa la salsa al mango e curry sopra i filetti di tonno.
8. Guarnisci con coriandolo fresco tritato.

Branzino al limone e zenzero

Ingredienti:
- 2 filetti di branzino
- Succo di 1 limone
- Scorza grattugiata di 1 limone
- 1 cucchiaino di zenzero fresco grattugiato
- 2 cucchiai di olio d'oliva
- Sale e pepe q.b.
- Rametti di timo fresco per guarnire

Procedura:
1. Preriscalda il forno a 200°C.
2. In una ciotola piccola, mescola insieme il succo di limone, la scorza di limone grattugiata, lo zenzero grattugiato, l'olio d'oliva, sale e pepe.
3. Disponi i filetti di branzino su una teglia da forno foderata con carta da forno.
4. Versa il composto di limone, zenzero e olio d'oliva sopra i filetti di branzino, assicurandoti di distribuirlo uniformemente.
5. Cuoci il branzino in forno per circa 12-15 minuti, o fino a quando il pesce è cotto e si sfalda facilmente.

6. Sforna il branzino e trasferiscilo su piatti individuali o un piatto da portata.
7. Guarnisci con rametti di timo fresco.
8. Accompagna il branzino con verdure cotte al vapore o con patate arrosto.

Orzo con zucchine e pomodori

Ingredienti:
- 200 g di orzo
- 2 zucchine medie, tagliate a cubetti
- 250 g di pomodori ciliegini, tagliati a metà
- 1 cipolla, tritata finemente
- 2 spicchi d'aglio, tritati
- 2 cucchiai di olio d'oliva
- 1 cucchiaino di origano secco
- Sale e pepe q.b.
- Formaggio grattugiato a piacere per guarnire

Procedura:
1. Cuoci l'orzo secondo le istruzioni riportate sulla confezione. Scolalo e mettilo da parte.

2. In una padella grande, scalda l'olio d'oliva a fuoco medio.
3. Aggiungi la cipolla tritata e l'aglio e cuoci per alcuni minuti, finché diventano morbidi e traslucidi.
4. Aggiungi le zucchine a cubetti e i pomodori ciliegini. Cuoci per circa 5-7 minuti, finché le zucchine sono tenere e i pomodori iniziano a rilasciare i succhi.
5. Aggiungi l'orzo cotto alla padella e mescola bene per combinare gli ingredienti.
6. Condisci con origano secco, sale e pepe a piacere. Mescola ancora per distribuire uniformemente le spezie.
7. Continua a cuocere per altri 2-3 minuti, finché tutti gli ingredienti sono ben riscaldati.
8. Trasferisci l'orzo con zucchine e pomodori in una ciotola da portata.
9. Guarnisci con formaggio grattugiato a piacere, come parmigiano o pecorino.

Cavolfiore arrosto con mandorle e salsa yogurt

Ingredienti:
- 1 cavolfiore medio, diviso in cimette
- 3 cucchiai di olio d'oliva
- Sale e pepe q.b.
- 1/2 tazza di mandorle a lamelle
- 1 tazza di yogurt greco
- Succo di 1/2 limone
- 2 cucchiai di prezzemolo fresco tritato

Procedura:
1. Preriscalda il forno a 200°C.
2. Disponi le cimette di cavolfiore su una teglia da forno foderata con carta da forno.
3. Condisci il cavolfiore con olio d'oliva, sale e pepe. Mescola bene per coprire tutte le cimette.
4. Cuoci il cavolfiore in forno per circa 25-30 minuti, o finché risulta dorato e morbido.
5. Nel frattempo, in una padella antiaderente, tosta leggermente le mandorle a lamelle a fuoco medio, mescolando di tanto in tanto. Trasferiscile in una ciotola.

6. In un'altra ciotola, mescola lo yogurt greco con il succo di limone e il prezzemolo fresco tritato. Aggiusta di sale e pepe a piacere.
7. Una volta cotto il cavolfiore, trasferiscilo su un piatto da portata.
8. Spolverizza le mandorle tostate sopra il cavolfiore.
9. Servi il cavolfiore arrosto con mandorle accompagnato dalla salsa di yogurt all limone e prezzemolo.

Spaghetti con zucchine e polpette di tacchino

Ingredienti:
- 250 g di spaghetti
- 2 zucchine medie, tagliate a cubetti
- 400 g di carne macinata di tacchino
- 1 uovo
- 1/4 di tazza di pangrattato
- 1/4 di tazza di formaggio grattugiato
- 2 cucchiai di prezzemolo fresco tritato
- 2 spicchi d'aglio, tritati
- 2 cucchiai di olio d'oliva

- Sale e pepe q.b.
- Parmigiano grattugiato per guarnire

Procedura:
1. Cuoci gli spaghetti in abbondante acqua salata secondo le istruzioni riportate sulla confezione. Scolali al dente e mettili da parte.
2. In una ciotola, mescola la carne macinata di tacchino con l'uovo, il pangrattato, il formaggio grattugiato, il prezzemolo, l'aglio tritato, sale e pepe. Amalgama bene gli ingredienti.
3. Forma delle polpette con l'impasto di tacchino e mettile da parte.
4. Scalda l'olio d'oliva in una padella antiaderente a fuoco medio-alto.
5. Aggiungi le polpette di tacchino nella padella e cuocile per circa 8-10 minuti, girandole di tanto in tanto, finché sono dorate e cotte uniformemente.
6. Rimuovi le polpette dalla padella e mettile da parte.
7. Nella stessa padella, aggiungi le zucchine a cubetti e cuocile per circa 5-7 minuti, finché sono tenere ma ancora croccanti.

8. Aggiungi gli spaghetti cotti e le polpette di tacchino nella padella con le zucchine. Mescola bene per combinare gli ingredienti e riscaldare il tutto.
9. Aggiusta di sale e pepe a piacere.
10. Trasferisci gli spaghetti con zucchine e polpette di tacchino nei piatti e spolverizza con parmigiano grattugiato.

Peperoni ripieni di quinoa e verdure

Ingredienti:
- 4 peperoni grandi (di qualsiasi colore)
- 1 tazza di quinoa cotta
- 1 zucchina piccola, tagliata a dadini
- 1 carota piccola, tagliata a dadini
- 1 cipolla piccola, tritata finemente
- 2 spicchi d'aglio, tritati finemente
- 1 pomodoro maturo, tagliato a dadini
- 1 cucchiaio di olio d'oliva
- 1 cucchiaino di paprika dolce
- 1/2 cucchiaino di cumino
- Sale e pepe q.b.

- Formaggio grattugiato (opzionale)
- Prezzemolo fresco tritato per guarnire

Procedura:
1. Preriscalda il forno a 180°C.
2. Taglia la parte superiore dei peperoni e rimuovi i semi e i filamenti interni. Lavali bene.
3. In una padella, scalda l'olio d'oliva a fuoco medio. Aggiungi la cipolla e l'aglio tritati e cuoci finché non diventano traslucidi e profumati.
4. Aggiungi la zucchina e la carota tagliate a dadini e cuoci per alcuni minuti fino a quando diventano tenere ma ancora croccanti.
5. Aggiungi il pomodoro, la paprika dolce e il cumino alla padella. Mescola bene e cuoci per altri 2-3 minuti.
6. Aggiungi la quinoa cotta alla padella e mescola bene per distribuire uniformemente le verdure e le spezie. Aggiusta di sale e pepe secondo i tuoi gusti.
7. Riempi i peperoni con il composto di quinoa e verdure. Premi leggermente per far aderire il ripieno.

8. Disponi i peperoni ripieni su una teglia da forno e cuoci per circa 25-30 minuti o fino a quando i peperoni sono morbidi e leggermente dorati.
9. Se desideri, puoi cospargere i peperoni con formaggio grattugiato negli ultimi 5 minuti di cottura per ottenere una crosticina dorata e filante. Una volta pronti guarniscili con prezzemolo fresco tritato

Insalata di ceci con tonno e pomodori

Ingredienti:
- 1 lattina di ceci, sciacquati e sgocciolati
- 1 lattina di tonno sott'olio, sgocciolato
- 1 tazza di pomodori ciliegini, tagliati a metà
- 1 peperone rosso, tagliato a dadini
- 1/2 cipolla rossa, tagliata a fette sottili
- 1 gambo di sedano, tagliato a dadini
- 1 cetriolo, tagliato a dadini
- 2 cucchiai di prezzemolo fresco tritato
- Succo di 1 limone
- 3 cucchiai di olio d'oliva extra vergine

- Sale e pepe q.b.

Procedura:
1. In una ciotola grande, unisci i ceci, il tonno sgocciolato, i pomodori ciliegini, il peperone, la cipolla rossa, il sedano e il cetriolo. Mescola delicatamente per combinare gli ingredienti.
2. In una piccola ciotola, prepara la vinaigrette mescolando il succo di limone, l'olio d'oliva, il prezzemolo tritato, il sale e il pepe. Mescola bene fino a ottenere un condimento omogeneo.
3. Versa la vinaigrette sull'insalata di ceci e tonno e mescola delicatamente per rivestire tutti gli ingredienti con il condimento.
4. Assaggia l'insalata e aggiusta di sale e pepe secondo i tuoi gusti.
5. Copri la ciotola con un foglio di pellicola trasparente e lascia l'insalata riposare in frigorifero per almeno 30 minuti, in modo che i sapori si amalgamino.
6. Prima di servire, mescola l'insalata di ceci con tonno e pomodori per ridistribuire il

condimento e assicurarti che tutti gli ingredienti siano ben combinati.
7. Servi l'insalata come piatto principale leggero o come contorno per un pasto più completo. Puoi accompagnare l'insalata con pane croccante o grissini per un tocco croccante.

Pennette al pesto di basilico e pomodorini secchi

Ingredienti:
- 300 g di pennette
- 2 tazze di foglie di basilico fresco
- 1/2 tazza di pomodorini secchi sott'olio, scolati e tritati
- 1 spicchio d'aglio, tritato finemente
- 1/4 di tazza di pinoli
- 1/4 di tazza di formaggio grana grattugiato
- 1/2 tazza di olio d'oliva extra vergine
- Sale e pepe q.b.

Procedura:
1. Porta a ebollizione una pentola di acqua salata e cuoci le pennette seguendo le istruzioni sulla

confezione, fino a quando non sono al dente. Scolale e mettile da parte.
2. Nel frattempo, prepara il pesto di basilico. In un mixer o nel robot da cucina, unisci le foglie di basilico, i pomodorini secchi, l'aglio, i pinoli e il formaggio grana grattugiato. Frulla gli ingredienti fino a ottenere una consistenza omogenea.
3. Aggiungi gradualmente l'olio d'oliva extra vergine al mixer mentre frulli, fino a quando il pesto raggiunge la consistenza desiderata. Assaggia e aggiusta di sale e pepe secondo i tuoi gusti.
4. In una padella, scalda una piccola quantità di olio d'oliva e aggiungi le pennette cotte. Versa il pesto di basilico sulle pennette e mescola bene per rivestirle uniformemente con il pesto. Riscalda brevemente le pennette a fuoco medio-basso per amalgamare i sapori.
5. Servi le pennette al pesto di basilico e pomodorini secchi calde come piatto principale o come contorno. Puoi guarnire con qualche foglia di basilico fresco o pinoli tostati per un tocco decorativo.

Polpette di ceci al forno

Ingredienti:
- 1 lattina di ceci, sciacquati e sgocciolati
- 1/2 cipolla, tritata finemente
- 2 spicchi d'aglio, tritati finemente
- 1 cucchiaino di cumino in polvere
- 1 cucchiaino di paprika dolce
- 1/4 di cucchiaino di peperoncino in polvere (opzionale, se ti piace il piccante)
- 2 cucchiai di prezzemolo fresco tritato
- 2 cucchiai di farina di ceci (o altra farina senza glutine)
- Sale e pepe q.b.
- Olio d'oliva extra vergine

Procedura:
1. Preriscalda il forno a 200°C e rivesti una teglia con carta da forno.
2. In un mixer o nel robot da cucina, unisci i ceci, la cipolla, l'aglio, il cumino, la paprika, il peperoncino (se desiderato), il prezzemolo, la farina di ceci, sale e pepe. Frulla gli ingredienti fino a ottenere una consistenza abbastanza

omogenea. Se l'impasto risulta troppo umido, aggiungi un po' di farina.
3. Prendi una piccola quantità di impasto di ceci e forma delle polpette rotonde, schiacciandole leggermente per dar loro la forma desiderata. Disponi le polpette sulla teglia preparata.
4. Spennella le polpette con un po' di olio d'oliva extra vergine per renderle più croccanti durante la cottura.
5. Inforna le polpette nel forno preriscaldato per circa 20-25 minuti, o fino a quando sono dorate e croccanti all'esterno.

Polenta con cavolo nero e verza

Ingredienti:
- 200 g di polenta istantanea
- 1 cavolo nero, lavato e tagliato a strisce sottili
- 1/2 verza, lavata e tagliata a strisce sottili
- 2 spicchi d'aglio, tritati finemente
- 1 cipolla, tritata finemente
- 2 cucchiai di olio d'oliva extra vergine
- 1 litro di brodo vegetale

- Sale e pepe q.b.
- Formaggio grattugiato (opzionale)

Procedura:
1. In una pentola grande, scalda l'olio d'oliva e aggiungi l'aglio e la cipolla tritati. Fai soffriggere leggermente fino a quando diventano dorati.
2. Aggiungi il cavolo nero e la verza nella pentola e mescola bene per farli insaporire con l'aglio e la cipolla. Lascia cuocere per circa 5 minuti finché le verdure si appassionano leggermente.
3. Aggiungi il brodo vegetale nella pentola e porta ad ebollizione. Riduci quindi il fuoco e lascia cuocere a fuoco lento per circa 15-20 minuti, o finché le verdure non diventano morbide.
4. Nel frattempo, prepara la polenta istantanea seguendo le istruzioni sulla confezione. Di solito, si mescola la polenta istantanea con l'acqua o il brodo caldo e si cuoce per pochi minuti, mescolando costantemente, fino a quando raggiunge la consistenza desiderata.

5. Una volta che le verdure sono morbide, aggiusta di sale e pepe secondo i tuoi gusti.
6. Versa la polenta calda su un piatto da portata e crea un solco al centro. Riempi il solco con il misto di cavolo nero e verza.
7. Se desideri, puoi cospargere la polenta con formaggio grattugiato prima di servire.

Omelette con tacchino e formaggio

Ingredienti:
- 2 uova
- 50 g di tacchino affettato
- 30 g di formaggio a scelta (ad esempio, formaggio cheddar o formaggio svizzero), tagliato a cubetti
- 1 cucchiaio di latte
- 1 cucchiaio di olio d'oliva extra vergine
- Sale e pepe q.b.
- Prezzemolo fresco tritato (opzionale, per guarnire)

Procedura:
1. In una ciotola, sbatti le uova con il latte, il sale e il pepe fino a ottenere un composto omogeneo.
2. Scalda l'olio d'oliva in una padella antiaderente a fuoco medio.
3. Aggiungi il tacchino affettato alla padella e fai cuocere per qualche minuto fino a quando è leggermente dorato.
4. Versa il composto di uova sulla padella, assicurandoti che copra uniformemente il tacchino.
5. Disponi i cubetti di formaggio sulla superficie dell'omelette.
6. Cuoci l'omelette a fuoco medio-basso per circa 2-3 minuti, o finché i bordi cominciano a rapprendersi.
7. Con l'aiuto di una spatola, piega l'omelette a metà, formando una mezza luna.
8. Continua a cuocere per altri 1-2 minuti, finché l'omelette è ben cotta e il formaggio è fuso.
9. Sforna l'omelette dalla padella e trasferiscila su un piatto da portata e guarnire con un po' di prezzemolo tritato se lo si desidera.

Medaglioni di zucca e ricotta al forno

Ingredienti:
- 500 g di zucca, pulita e tagliata a cubetti
- 200 g di ricotta
- 50 g di pangrattato
- 30 g di formaggio grattugiato a scelta (ad esempio, parmigiano o pecorino)
- 1 uovo
- 2 cucchiai di prezzemolo fresco tritato
- Sale e pepe q.b.
- Olio d'oliva extra vergine per spennellare

Procedura:
1. Preriscalda il forno a 180°C.
2. Cuoci la zucca a vapore fino a quando diventa morbida. Questo richiederà circa 15-20 minuti. Assicurati di non cuocerla troppo, altrimenti diventerà troppo acquosa.
3. Una volta cotta, schiaccia la zucca con una forchetta o frullala con un frullatore ad immersione fino a ottenere una consistenza liscia.

4. In una ciotola, mescola la zucca schiacciata con la ricotta, il pangrattato, il formaggio grattugiato, l'uovo, il prezzemolo fresco tritato, il sale e il pepe. Mescola bene fino a ottenere un composto omogeneo.
5. Prendi una porzione di composto di zucca e ricotta e forma dei medaglioni rotondi con le mani leggermente umide. Puoi fare medaglioni di circa 2-3 cm di spessore.
6. Disponi i medaglioni su una teglia da forno leggermente unta con olio d'oliva.
7. Spennella leggermente i medaglioni con olio d'oliva.
8. Inforna i medaglioni nel forno preriscaldato per circa 25-30 minuti, o finché diventano dorati e croccanti.
9. Una volta cotti, sforna i medaglioni di zucca e ricotta e lasciali intiepidire per qualche minuto prima di servirli.

Insalata di patate norvegese

Ingredienti:
- 500 g di patate a pasta gialla
- 200 g di salmone affumicato, tagliato a pezzetti
- 1 cipolla rossa, affettata sottile
- 3 cucchiai di maionese
- 2 cucchiai di senape di Dijon
- Succo di mezzo limone
- 2 cucchiai di aneto fresco tritato
- Sale e pepe q.b.

Procedura:
1. Lessa le patate intere con la buccia in abbondante acqua salata finché diventano tenere. Questo richiederà circa 20-25 minuti. Una volta cotte, scola le patate e lasciale raffreddare leggermente.
2. Taglia le patate a cubetti di dimensioni uniformi e mettile in una ciotola.
3. Aggiungi il salmone affumicato a pezzetti e la cipolla rossa affettata nella ciotola con le patate.

4. In una piccola ciotola, mescola la maionese, la senape di Dijon, il succo di limone, l'aneto tritato, il sale e il pepe. Mescola bene fino a ottenere una salsa cremosa.
5. Versa la salsa sopra le patate, il salmone e la cipolla nella ciotola e mescola delicatamente per rivestire tutti gli ingredienti.
6. Assaggia e aggiusta di sale e pepe, se necessario.
7. Copri la ciotola con pellicola trasparente e mettila in frigorifero per almeno un'ora per far amalgamare i sapori.
8. Prima di servire, mescola l'insalata di patate norvegese per distribuire uniformemente la salsa.

Merluzzo al vapore con agrumi

Ingredienti:
- 4 filetti di merluzzo
- Succo e scorza grattugiata di 1 limone
- Succo e scorza grattugiata di 1 arancia
- Succo di 1 lime

- 2 cucchiai di olio d'oliva extra vergine
- Sale e pepe q.b.
- Rametti di prezzemolo fresco per guarnire

Procedura:
1. Preriscalda il forno a 180°C.
2. Prepara la marinata mescolando insieme il succo e la scorza grattugiata di limone, arancia e lime in una ciotola. Aggiungi l'olio d'oliva, il sale e il pepe e mescola bene.
3. Metti i filetti di merluzzo in una teglia da forno leggermente unta con olio d'oliva.
4. Versa la marinata sui filetti di merluzzo, assicurandoti che siano ben coperti. Lascia marinare per circa 15-20 minuti.
5. Copri la teglia con pellicola trasparente e cuoci in forno per circa 10-12 minuti, o finché il merluzzo diventa tenero e si sfalda facilmente con una forchetta.
6. Una volta cotto, rimuovi la teglia dal forno e lascia riposare per qualche minuto.
7. Trasferisci i filetti di merluzzo su un piatto da portata e cospargi con il liquido di cottura rimasto nella teglia.

8. Guarnisci con qualche rametto di prezzemolo fresco e servi immediatamente.

Salmone al cartoccio con verdure e spezie

Ingredienti:
- 2 filetti di salmone
- 1 zucchina, affettata sottile
- 1 carota, affettata sottile
- 1 peperone rosso, affettato sottile
- 1 cipolla rossa, affettata sottile
- 2 spicchi d'aglio, tritati
- 2 cucchiai di olio d'oliva extra vergine
- Succo di 1 limone
- 1 cucchiaino di paprika affumicata
- 1 cucchiaino di pepe nero macinato
- Sale q.b.
- Fogli di carta da forno

Procedura:
1. Preriscalda il forno a 200°C.

2. Prepara i fogli di carta da forno tagliandoli in pezzi di dimensioni adeguate per avvolgere i filetti di salmone e le verdure.
3. Disponi i filetti di salmone al centro di ogni foglio di carta da forno.
4. In una ciotola, mescola insieme le verdure affettate, l'aglio tritato, l'olio d'oliva, il succo di limone, la paprika affumicata, il pepe nero e un pizzico di sale. Mescola bene per distribuire le spezie e l'olio sulle verdure.
5. Distribuisci le verdure sopra i filetti di salmone, coprendoli uniformemente.
6. Chiudi i cartocci piegando i bordi del foglio di carta da forno e sigillandoli bene per evitare che il vapore fuoriesca durante la cottura.
7. Metti i cartocci su una teglia da forno e cuoci in forno per circa 15-20 minuti, o finché il salmone è cotto e le verdure sono tenere.
8. Togli i cartocci dal forno e lasciali riposare per un paio di minuti prima di aprirli.
9. Trasferisci i filetti di salmone con le verdure su piatti individuali e servi caldo.

Wok di verdure, gamberi e zenzero

Ingredienti:
- 250 g di gamberi sgusciati
- 2 zucchine, tagliate a julienne
- 1 peperone rosso, tagliato a strisce sottili
- 1 carota, tagliata a julienne
- 1 cipolla, affettata sottile
- 2 spicchi d'aglio, tritati
- 2 cm di radice di zenzero fresco, grattugiato
- 2 cucchiai di salsa di soia
- 1 cucchiaio di olio di sesamo
- 1 cucchiaio di olio di arachidi (o olio vegetale)
- Sale e pepe q.b.
- Noodles di riso o di grano saraceno (opzionale)
- Semi di sesamo per guarnire (opzionale)

Procedura:
1. Scalda l'olio di arachidi in un wok o in una padella grande a fuoco medio-alto.
2. Aggiungi l'aglio tritato e lo zenzero grattugiato al wok e cuoci per un minuto fino a quando emanano un profumo aromatico.

3. Aggiungi i gamberi sgusciati al wok e cuoci per circa 2-3 minuti, fino a quando i gamberi sono rosa e ben cotti. Rimuovi i gamberi dal wok e mettili da parte.
4. Nello stesso wok, aggiungi un po' di olio di sesamo e aggiungi le verdure (zucchine, peperone, carota e cipolla). Cuoci le verdure a fuoco medio-alto per circa 5-7 minuti, fino a quando sono tenere ma croccanti.
5. Aggiungi i gamberi di nuovo nel wok insieme alle verdure.
6. Versa la salsa di soia sulle verdure e i gamberi e mescola bene per distribuire uniformemente la salsa.
7. Aggiusta di sale e pepe a piacere.
8. Se desideri, puoi aggiungere i noodles di riso o di grano saraceno precedentemente cotti al wok e mescolarli con le verdure e i gamberi.
9. Continua a cuocere per un altro minuto o due, fino a quando tutto è ben caldo, dopo di che trasferisci il tutto in un piatto da portata e guarnisci con semi di sesamo se lo desideri.

Petto di pollo al curry con verdure al vapore

Ingredienti:
- 2 petti di pollo, tagliati a cubetti
- 1 cipolla, affettata sottile
- 2 spicchi d'aglio, tritati
- 1 peperone rosso, tagliato a strisce sottili
- 1 carota, tagliata a rondelle sottili
- 1 zucchina, tagliata a rondelle sottili
- 200 ml di latte di cocco
- 2 cucchiai di pasta di curry rosso
- 1 cucchiaio di olio vegetale
- Sale e pepe q.b.
- Foglie di coriandolo fresco per guarnire (opzionale)

Procedura:
1. Scalda l'olio vegetale in una padella antiaderente a fuoco medio-alto.
2. Aggiungi la cipolla affettata e l'aglio tritato nella padella e cuoci per alcuni minuti fino a quando la cipolla è trasparente e l'aglio è aromatico.

3. Aggiungi i cubetti di pollo nella padella e cuoci fino a quando sono dorati su tutti i lati.
4. Aggiungi il peperone, la carota e la zucchina nella padella e cuoci per altri 5-7 minuti, fino a quando le verdure sono tenere ma croccanti.
5. In una ciotola separata, mescola la pasta di curry rosso con il latte di cocco fino a ottenere una consistenza omogenea.
6. Versa la miscela di curry e latte di cocco nella padella con il pollo e le verdure. Mescola bene per distribuire il curry su tutti gli ingredienti.
7. Riduci la fiamma a medio-bassa e lascia cuocere per circa 10-15 minuti, fino a quando il pollo è completamente cotto e le verdure sono tenere.
8. Assaggia e aggiusta di sale e pepe secondo il tuo gusto personale.
9. Mentre il pollo e le verdure cuociono, puoi preparare le verdure al vapore come contorno. Scegli le verdure di tua preferenza, come broccoli, cavolfiore o fagiolini, e cuocile al vapore fino a quando sono tenere ma ancora croccanti. Trasferisci il pollo al curry in un piatto da portata e guarnisci con foglie di

coriandolo se desideri o altre spezie a tuo piacimento.

Alici gratinate

Ingredienti:
- 500 g di alici fresche, pulite e private delle interiora
- 2 spicchi d'aglio, tritati
- 1 ciuffo di prezzemolo fresco, tritato finemente
- 2 cucchiai di pangrattato
- 2 cucchiai di formaggio grattugiato (come Parmigiano o Pecorino)
- Succo di mezzo limone
- Olio d'oliva extra vergine
- Sale e pepe q.b.

Procedura:
1. Preriscalda il forno a 200°C.
2. In una ciotola, mescola l'aglio tritato, il prezzemolo, il pangrattato, il formaggio grattugiato e un pizzico di sale e pepe.

3. Prendi una teglia da forno e unta leggermente il fondo con dell'olio d'oliva extra vergine.
4. Disponi le alici nella teglia, facendo attenzione a posizionarle in un unico strato.
5. Spennella le alici con un po' di succo di limone.
6. Distribuisci uniformemente la miscela di pangrattato, aglio e prezzemolo sulle alici, premendo leggermente per far aderire la copertura.
7. Irrora le alici gratinate con un filo di olio d'oliva extra vergine.
8. Inforna le alici per circa 10-15 minuti, o fino a quando sono dorate e croccanti.
9. Sforna le alici gratinate e lasciale riposare per qualche minuto prima di servirle.

Cavolfiori croccanti alla curcuma

Ingredienti:
- 1 cavolfiore grande, diviso in cimette
- 2 cucchiai di olio d'oliva extra vergine
- 1 cucchiaino di curcuma in polvere
- 1 cucchiaino di paprika dolce

- Sale e pepe nero q.b.

Procedura:
1. Preriscalda il forno a 200°C.
2. In una ciotola grande, mescola l'olio d'oliva, la curcuma, la paprika, il sale e il pepe nero.
3. Aggiungi le cimette di cavolfiore nella ciotola e mescola bene per rivestirle uniformemente con il condimento.
4. Disponi le cimette di cavolfiore condite su una teglia da forno rivestita di carta da forno.
5. Inforna il cavolfiore per circa 25-30 minuti, o finché risulta dorato e croccante, mescolando delicatamente a metà cottura.
6. Sforna il cavolfiore croccante alla curcuma e trasferiscilo su un piatto da portata

Queste ricette ovviamente possono essere modificate a piacimento, aggiungendo, togliendo o modificando le varie erbe, spezie e condimenti presenti nelle preparazioni in modo da soddisfare come meglio uno crede le proprie esigenze e gusti.

CAPITOLO 6: LA DIETA LOW FODMAP e la IBS

La dieta FODMAP è un approccio dietetico utilizzato per gestire i disturbi gastrointestinali, come la sindrome dell'intestino irritabile (IBS) e altre condizioni digestive che ad oggi colpisce circa il 10-15% della popolazione mondiale con maggiore prevalenza nei soggetti di sesso femminile e con età compresa tra i 20 e i 50 anni. L'acronimo FODMAP sta per Fermentable Oligosaccharides, **Di**- e **Mono**saccharides And Polyols, che rappresenta una categoria di carboidrati a catena corta che possono essere malassorbiti nell'intestino e creare diversi disturbi.

La dieta FODMAP si basa sull'eliminazione temporanea e successiva reintroduzione controllata di cibi ad alto contenuto di FODMAP per identificare e gestire i sintomi gastrointestinali. Gli alimenti ricchi di FODMAP possono causare problemi digestivi come gonfiore, gas, crampi, diarrea o stitichezza nelle persone sensibili.

I principali gruppi di alimenti ad alto contenuto di FODMAP includono:

1. **Oligosaccaridi**: come fruttani e galatto-oligosaccaridi presenti in alimenti come il grano, la cipolla, l'aglio e gli asparagi.

2. **Disaccaridi**: come il lattosio presente nei latticini, come il latte, lo yogurt e i formaggi freschi.

3. **Monosaccaridi**: come il fruttosio presente in alcune frutta come mele, pere, ciliegie e miele.

4. **Polioli**: come il sorbitolo, il mannitolo, il xilitolo e il maltitolo presenti in dolcificanti artificiali, alimenti senza zucchero aggiunto, alcuni frutti come le mele e le prugne.

La fase di eliminazione della dieta FODMAP prevede l'esclusione di tutti gli alimenti ad alto contenuto di FODMAP per un periodo di tempo che solitamente va dalle 5 alle 8 settimane. Durante questa fase, si cerca di evitare di assumere tutti gli alimenti che possono essere responsabili dei sintomi gastrointestinali.

Successivamente, viene introdotto uno alla volta ogni gruppo di FODMAP per identificare quali alimenti specifici possono essere tollerati e quali possono causare sintomi. Questa fase di reintroduzione è gestita sotto la supervisione di un dietista o un professionista sanitario esperto.

I benefici di questa dieta includono la riduzione dei sintomi gastrointestinali, come gonfiore, dolore addominale, flatulenza e alterazioni del transito intestinale. Molti studi hanno dimostrato un miglioramento significativo dei sintomi nella maggior parte delle persone con IBS che seguono la dieta FODMAP.

La dieta FODMAP offre un approccio personalizzato per gestire i disturbi gastrointestinali, poiché permette di identificare gli alimenti specifici che possono scatenare i sintomi in ogni individuo. Ciò consente di adattare l'alimentazione in modo da ridurre l'infiammazione e il disagio digestivo.

È importante notare che questa tecnica alimentare non è destinata a essere seguita a lungo termine, ma viene utilizzata come strumento di gestione dei sintomi a breve termine. Dopo aver individuato gli alimenti che scatenano i sintomi, si può adottare una dieta FODMAP modificata nella quale si riducono solo gli alimenti specifici che causano sintomi, mantenendo una varietà di altri alimenti che sono ben tollerati. Questo permette di avere una dieta più flessibile e bilanciata senza dover eliminare completamente i FODMAP.

Tuttavia, è importante sottolineare che questa non è adatta a tutti. Prima di iniziare questa dieta, è consigliabile consultare un professionista sanitario specializzato che possa valutare la situazione individuale e fornire le linee guida e il supporto necessari.

È inoltre importante sottolineare che la dieta FODMAP non è una soluzione definitiva per i disturbi gastrointestinali. Essa fornisce un modo strutturato per identificare gli alimenti che possono scatenare i sintomi, ma non affronta le cause sottostanti del problema. Pertanto, è fondamentale lavorare anche su altri aspetti come lo stress, lo stile di vita e la gestione dell'ansia per ottenere un sollievo a lungo termine.

Per chi è costretto a seguire questo regime alimentare andiamo ora a vedere un elenco di tutti gli **alimenti ammessi, ammessi in quantità limitata e non ammessi** durante il periodo in cui si segue la dieta FODMAP.

ALIMENTI AMMESSI:

FRUTTA: Banana, kiwi, arance, ananas, limoni, mandarini, fragole, rabarbaro, mirtilli, melone, lampone, uva, papaya, platano, castagne e fichi d'India.

VERDURA: Carote, sedano, melanzana, rapa, cicoria, Lattuga, radicchio, rucola, pomodori, zucca, indivia belga, patate, fagiolini, cavoletti di bruxelles, spinaci, zucchine, finocchio, peperoni, cavolo, cavolo nero, cavolo cappuccio, cavolo cappuccio rosso, lattuga iceberg, cetrioli, ravanelli, broccoli, capperi e olive.

CEREALI E PSEUDOCEREALI: Riso, miglio, quinoa, Mais, avena, grano saraceno decorticato, farina di sorgo, tapioca, fecola di patate, pane di farro.

LATTICINI: Yogurt senza lattosio, latte senza lattosio e tutti gli altri prodotti senza lattosio, yogurt di capra, burro, cheddar, pecorino, emmental, brie, mozzarella, fiocchi di latte, feta, parmigiano, reggiano e tutti i formaggi molto stagionati.

FRUTTA SECCA: Noci, arachidi, pinoli, noci pecan, noci di macadamia, semi di zucca e di sesamo, semi di girasole, burro di arachidi.

LEGUMI: Lenticchie in scatola.

BEVANDE (senza zuccheri aggiunti): Bevanda di mandorla, bevanda di cocco, bevanda di canapa, latte senza lattosio, latte di riso, succo di lampone; tisana alla menta piperita, tè verde e bianco.

Vino, birra, gin, vodka, whiskey e caffè che non sono high FODMAP ma vanno bevuti con moderazione.

DOLCI E DOLCIFICANTI: Marmellata, cioccolato fondente, cacao, zucchero bianco, zucchero di canna, sciroppo d'acero, stevia.

CONDIMENTI: Tutti i tipi di olio (senza eccedere), tutte le erbe, tutte le spezie, aceto di mele, aceto di riso mostarda, maionese, salsa di soia, salsa barbecue, pomodori in scatola.

ALTERNATIVE VEGETARIANE: Margarina tofu e tempeh.

Oltre a tutti gli alimenti elencati si possono consumare senza problemi tutti i tipi di carne rossa e bianca, pesce e le uova. L'unica cosa da tenere in considerazione è che la carne rossa non sia ricca di grasso e ovviamente non bisogna esagerare con le porzioni.

ALIMENTI AMMESSI IN QUANTITA' LIMITATA:

FRUTTA: Cocco, avocado, melograno.

VERDURA: Patate dolci, barbabietola rossa, funghi in scatola, verza

CEREALI E PSEUDOCEREALI: Gallette di mais, fiocchi d'avena istantanei, corn flakes, cous cous di riso e mais.

LEGUMI: Fagioli bianchi in scatola, piselli, ceci in scatola, lenticchie bollite.

LATTICINI: Ricotta, halloumi.

FRUTTA SECCA: Mandorle, nocciole, cranberries e cocco grattugiato

BEVANDE (senza zuccheri aggiunti): Tè nero, acqua di cocco, tisana al tarassaco, Succo di arancia fresco.

DOLCI E DOLCIFICANTI: Farina di carruba, cioccolato bianco e cioccolato al latte

CONDIMENTI: Aceto balsamico.

ALIMENTI DA EVITARE:

FRUTTA: Mele, pere, more albicocche, ciliegie, cachi, fichi, mango, anguria, prugne, pompelmo, banana baby o molto mature, pesche

VERDURA: Aglio, funghi, carciofi, cipolla, asparagi, topinambur, cavolfiore e porri.

CEREALI E PSEUDOCEREALI: Kamut, grano (ad eccezione del pane fatto con il lievito madre), segale, orzo e tutti i prodotti derivati da questi cereali, farro.

LATTICINI: Kefir, yogurt, latte a meno che non siano senza lattosio.

FRUTTA SECCA: Pistacchi, anacardi, fichi secchi, datteri, e tutti gli altri tipi di frutta disidratata.

LEGUMI: Tutti (fagioli borlotti, piselli, fagioli di soia ecc...), tranne quelli presenti nelle altre 2 liste.

BEVANDE (senza zuccheri aggiunti): Latte di soia da semi di soia, latte d'avena, succhi di frutta tutti eccetto quello ai lamponi e arancia (purchè siano freschi) tisana al finocchio, camomilla, vino per dessert e rum.

DOLCI E DOLCIFICANTI: Miele, sciroppo d'agave, sciroppo di mais ad alto contenuto di fruttosio, tutti i dolcificanti che terminano in -olo (xilitolo, mannitolo, ecc..).

CONDIMENTI: Ketchup, hummus, tzatziki.

ALTERNATIVE VEGETARIANE: Falafel.

L'effetto dei FODMAP presenti negli alimenti è di tipo cumulativo e cioè che ai fini dello "studio" è la quantità totale dei vari carboidrati fermentabili, che vengono introdotti insieme agli altri alimenti, a provocare i disturbi.

Come detto in precedenza questa tecnica alimentare si basa sull'eliminazione totale dei cibi *high FODMAP* per circa 5-8 settimane, dopo di che se si è verificata la riduzione o l'eliminazione dei sintomi si deve cominciare con **la fase di reintroduzione**. Lo scopo è individuare quali, tra le varie sostanze fermentabili, sono quelle responsabili della maggior parte dei sintomi.

Non esiste un protocollo ma in linea di massima le indicazioni riguardanti una fase di reintroduzione ben fatta sono queste:

- Ogni singolo gruppo di FODMAP dovrebbe essere testato separatamente dagli altri: ad esempio, testando contemporaneamente alimenti contenenti lattosio con altri contenenti ad esempio fruttosio diventa difficile, se non impossibile, attribuire eventuali fastidi ad uno specifico alimento anziché ad un altro.

- Bisogna cercare di testare un cibo che contenga un unico FODMAP (ad esempio il lattosio) in modo da ridurre al minimo dubbi o interpretazioni errate dei risultati.

- Durante la reintroduzione di uno specifico FODMAP si deve mantenere una dieta che riduca l'assunzione degli altri carboidrati a catena corta. L'obiettivo è sempre quello di avere risultati chiari che permettano scelte sicure.

- Dopo aver selezionato il cibo da testare, partire reintroducendone una piccola porzione ma apprezzabile. Evitare porzioni eccessivamente ridotte come ad esempio mezzo cucchiaio di piselli, o porzioni esagerate che probabilmente potrebbero dare sintomi che non si registrano con porzioni più ragionevoli.

- Testare un cibo a settimana consumandolo in maniera alternata e non consecutiva (ad esempio lunedi, mercoledi e venerdi), aumentando di volta in volta la quantità fino ad arrivare al consumo di una porzione "standard" per quell'alimento.

Se la reintroduzione è accompagnata dalla ricomparsa di sintomi allora si potrà procedere tornando ad una dieta low FODMAP e una volta che i sintomi sono scomparsi testare di nuovo l'alimento assumendo questa volta una porzione dimezzata. Se i sintomi compaiono di nuovo probabilmente il FODMAP testato causa problemi anche con porzioni ridotte e perciò bisogna eliminarlo dalla propria alimentazione o concedersi solo una tantum. Per certificare se sia questo il caso è possibile testare un altro prodotto contenente lo stesso tipo di FODMAP.

CAPITOLO 7: PIANO ALIMENTARE SETTIMANALE E RICETTE LOW FODMAP

LUNEDI:

Colazione: Latte di mandorla con cereali di riso e una banana
Spuntino: 2 Biscotti di farina di cocco e limone
Pranzo: Insalatina di lattuga con pomodori, mais e olive e aggiunta di petto di pollo
Merenda: 2 mandarini
Cena: Minestrone di verdure frullato con aggiunta di quinoa e ricotta di riso

MARTEDI:

Colazione: Spremuta di agrumi e due gallette con marmellata di fragole
Spuntino: 1-2 fette di Ananas

Pranzo: Riso basmati con gamberetti e zucchine
Merenda: 1 Banana
Cena: Crostini di pane di riso con crema di ceci decorticati e spinaci

MERCOLEDI:

Colazione: Pancakes senza glutine con marmellata di lamponi
Spuntino: 2 Kiwi
Pranzo: Frittata con contorno di melanzane e gallette di quinoa
Merenda: 1 Arancia
Cena: Filetto di merluzzo al guazzetto con contorno di bietola e gallette di riso integrale

GIOVEDI:

Colazione: Muffin al cioccolato e noci pecan
Spuntino: Barretta energetica alle noci e mirtilli
Pranzo: Spaghetti di riso con melanzane e pomodori
Merenda: 8-10 noci di macadamia

Cena: Filetto di salmone con crema di piselli decorticati e gallette di riso integrale

VENERDI:

Colazione: Porridge di quinoa con noci e cannella
Spuntino: 1 Arancia
Pranzo: Riso basmati con ragù di carne rossa magra e zucchine
Merenda: 2 Mandarini
Cena: Pollo alle verdure con erba cipollina

SABATO:

Colazione: Porridge d'avena con coulis di mirtilli
Spuntino: 1-2 fette di Ananas
Pranzo: Polpette di lenticchie
Merenda: 8-10 Noci pecan
Cena: LIBERA

DOMENICA:

Colazione: Toast con burro di arachidi e banana
Spuntino: 1 Arancia

Pranzo: Riso basmati con ragù di cernia e zucchine
Merenda: 2 Fragole
Cena: Insalata di pollo e quinoa con verdure

Per aiutarvi a preparare i pasti partendo dalla colazione fino ad arrivare alla cena, troverete di seguito 35 ricette che soddisferanno anche i palati più fini, sta a voi metterle in pratica!

COLAZIONE E SPUNTINI:

- Pancakes senza glutine con marmellata di lamponi
- Porridge di quinoa con noci e cannella
- Smoothie bowl di cocco e cioccolato
- Toast con burro di arachidi e banana
- Muffin al cioccolato e noci pecan
- Yogurt di capra con semi di girasole e mirtilli
- Spremuta di agrumi
- Frullato verde con bevanda di canapa
- Barrette energetiche alle noci e mirtilli

- Smoothie verde alla banana e spinaci
- Crostata alla frutta senza glutine
- Muffin salati con carote e zucchine
- Pancakes di quinoa con salsa di frutti di bosco
- Biscotti al cioccolato e noci
- Barrette energetiche al cioccolato e noci

PRANZO o CENA:

- Insalata di pollo e quinoa con verdure
- Filetto di salmone con crema di piselli decorticati e gallette di riso
- Filetto di merluzzo al guazzetto con contorno di bietola e gallette di riso integrale
- Insalatina di lattuga con pomodori, mais e olive e aggiunta di petto di pollo
- Minestrone di verdure frullato con aggiunta di quinoa e ricotta di riso
- Riso basmati con gamberetti e zucchine
- Crostini di pane di riso con crema di ceci decorticati e spinaci
- Frittata con contorno di melanzane e gallette di quinoa
- Spaghetti di riso con melanzane e pomodori

- Riso basmati con ragù di carne rossa magra e zucchine
- Tagliata di manzo con rucola e scaglie di Parmigiano
- Gratin di cavolfiore con formaggio cheddar
- Risotto alle castagne con funghi porcini
- Insalata di ceci con feta e olive
- Risotto al radicchio e salsiccia
- Frittata di spinaci e formaggio di capra
- Peperoni ripieni di riso e verdure
- Zuppa di lenticchie con pancetta croccante
- Salmone grigliato con salsa di mirtilli e riso integrale
- Spiedini di gamberi con salsa di ananas e peperoni

E adesso cominciamo con tutte le preparazioni per colazioni e spuntini, spiegate passo dopo passo. Avanti chef, tocca a te!

Pancakes senza glutine con marmellata di lamponi

Ingredienti:
- 1 tazza di farina senza glutine
- 2 cucchiai di zucchero
- 1 cucchiaino di lievito in polvere
- 1/2 cucchiaino di bicarbonato di sodio
- 1/4 cucchiaino di sale
- 1 tazza di latticello (o latte senza lattosio)
- 1 uovo
- 2 cucchiai di burro fuso
- Marmellata di lamponi (per guarnire)

Procedura:
1. In una ciotola, setaccia la farina senza glutine, lo zucchero, il lievito in polvere, il bicarbonato di sodio e il sale. Mescola bene gli ingredienti secchi.

2. In un'altra ciotola, sbatti l'uovo e aggiungi il latticello (o il latte senza lattosio) e il burro fuso. Mescola fino a ottenere un composto omogeneo.
3. Versa il composto liquido nella ciotola degli ingredienti secchi e mescola delicatamente fino a ottenere un impasto liscio. Lascia riposare per circa 5-10 minuti.
4. Scalda una padella antiaderente a fuoco medio-basso e unta leggermente con un po' di burro o olio.
5. Versa circa 1/4 di tazza di impasto nella padella per formare un pancake. Cuoci per 2-3 minuti o fino a quando compaiono delle bolle sulla superficie.
6. Girare il pancake e cuocere per altri 1-2 minuti fino a quando è dorato.
7. Ripeti il processo con il resto dell'impasto fino ad esaurimento.
8. Servi i pancakes caldi con una generosa porzione di marmellata di lamponi sopra.

Porridge di quinoa con noci e cannella

Ingredienti:
- 1/2 tazza di quinoa
- 1 tazza di acqua
- 1 tazza di latte (o latte di mandorle, di soia, ecc.)
- 1 cucchiaio di sciroppo d'acero (o altro dolcificante a piacere)
- 1/4 cucchiaino di cannella in polvere
- Un pizzico di sale
- Noci tritate (per guarnire)

Procedura:
1. Risciacqua la quinoa sotto acqua fredda corrente per eliminare l'amido residuo.
2. In una pentola media, porta l'acqua a ebollizione. Aggiungi la quinoa risciacquata e un pizzico di sale. Copri la pentola, riduci la fiamma e lascia cuocere a fuoco basso per circa 15 minuti o fino a quando la quinoa è tenera e ha assorbito l'acqua.

3. Aggiungi il latte alla pentola con la quinoa cotta. Mescola bene e porta ad ebollizione a fuoco medio-basso.
4. Riduci la fiamma e lascia cuocere il porridge a fuoco basso per altri 5-7 minuti, mescolando di tanto in tanto, fino a quando raggiunge la consistenza desiderata.
5. Aggiungi lo sciroppo d'acero e la cannella. Mescola bene per incorporare gli ingredienti.
6. Togli dal fuoco e lascia riposare per un paio di minuti per far addensare ulteriormente.
7. Trasferisci il porridge di quinoa in una ciotola e guarniscilo con noci tritate (o altre frutta secca a piacere).

Smoothie bowl di cocco e cioccolato

Ingredienti:
- 1 banana matura congelata
- 1/2 tazza di latte di cocco
- 2 cucchiai di polvere di cacao
- 1 cucchiaio di burro di arachidi

- 1 cucchiaio di sciroppo d'acero (o altro dolcificante a piacere)
- Topping a scelta: scaglie di cocco, cioccolato fondente a pezzetti, nocciole tritate, frutta fresca, semi di chia, ecc.

Procedura:
1. Inserisci la banana congelata, il latte di cocco, la polvere di cacao, il burro di arachidi e lo sciroppo d'acero in un frullatore potente.
2. Frulla tutti gli ingredienti fino a ottenere una consistenza cremosa e omogenea. Se necessario, aggiungi un po' di latte di cocco in più per raggiungere la consistenza desiderata.
3. Versa lo smoothie in una ciotola.
4. Aggiungi i topping a scelta sulla superficie dello smoothie bowl, come scaglie di cocco, pezzetti di cioccolato fondente, nocciole tritate, frutta fresca o semi di chia.

Toast con burro di arachidi e banana

Ingredienti:
- 2 fette di pane (preferibilmente integrale)
- Burro di arachidi
- 1 banana matura
- Miele (opzionale)

Procedura:
1. Tosta le fette di pane in un tostapane o su una griglia fino a quando sono croccanti e dorati.
2. Spalma generosamente il burro di arachidi su entrambe le fette di pane tostato.
3. Affetta la banana in fette sottili e distribuiscile uniformemente sopra uno strato di burro di arachidi su una fetta di pane.
4. Se desideri, puoi aggiungere un filo di miele sulla banana per un tocco di dolcezza extra.
5. Copri con l'altra fetta di pane tostato, burro di arachidi verso il basso.
6. Premi delicatamente il toast insieme per far aderire bene gli ingredienti.
7. Taglia il toast a metà o in quarti, se preferisci.

8. Servi il toast con burro di arachidi e banana come spuntino, colazione o merenda.

Muffin al cioccolato e noci pecan

Ingredienti:
- 1 ¾ tazze di farina
- ¾ tazza di zucchero
- ½ tazza di cacao in polvere
- 2 cucchiaini di lievito in polvere
- ½ cucchiaino di bicarbonato di sodio
- ¼ cucchiaino di sale
- 1 tazza di latte
- ½ tazza di olio vegetale
- 2 uova
- 1 cucchiaino di estratto di vaniglia
- 1 tazza di noci pecan tritate
- ½ tazza di cioccolato fondente a pezzetti

Procedura:
1. Preriscalda il forno a 180°C e prepara una teglia per muffin con i pirottini di carta.

2. In una ciotola grande, mescola insieme la farina, lo zucchero, il cacao in polvere, il lievito in polvere, il bicarbonato di sodio e il sale.
3. In un'altra ciotola, sbatti insieme il latte, l'olio vegetale, le uova e l'estratto di vaniglia.
4. Versa gli ingredienti liquidi nella ciotola degli ingredienti secchi e mescola fino a ottenere un composto omogeneo.
5. Aggiungi le noci pecan tritate e i pezzetti di cioccolato fondente all'impasto e mescola delicatamente per distribuirli uniformemente.
6. Riempire i pirottini di carta per muffin con l'impasto, riempiendo ciascuno per circa 2/3.
7. Inforna i muffin nel forno preriscaldato per circa 18-20 minuti o fino a quando uno stuzzicadenti inserito nel centro esce pulito.
8. Sforna i muffin e lasciali raffreddare nella teglia per alcuni minuti, poi trasferiscili su una griglia per raffreddarli completamente.

Yogurt di capra con semi di girasole e mirtilli

Ingredienti:
- 1 tazza di yogurt di capra
- 2 cucchiai di semi di girasole
- 1/2 tazza di mirtilli freschi o surgelati
- Miele o sciroppo d'acero (opzionale)

Procedura:
1. In una ciotola, versa lo yogurt di capra.
2. Aggiungi i semi di girasole e mescola bene per distribuirli uniformemente nello yogurt.
3. Aggiungi i mirtilli freschi o surgelati e mescola delicatamente per incorporarli nello yogurt senza romperli.
4. Se desideri un tocco di dolcezza, puoi aggiungere un po' di miele o sciroppo d'acero e mescolare nuovamente.
5. Trasferisci lo yogurt di capra con semi di girasole e mirtilli in una ciotola o un bicchiere.
6. Puoi decorare con alcuni mirtilli freschi o una spolverata di semi di girasole aggiuntivi, se lo desideri.

7. Servi e gusta il tuo yogurt di capra con semi di girasole e mirtilli come spuntino salutare o colazione nutriente.

Spremuta di agrumi

Ingredienti:
- 2 arance
- 1 pompelmo
- 2 limoni
- 1 lime (opzionale)
- Zucchero o dolcificante a piacere (opzionale)
- Ghiaccio

Procedura:
1. Scegli agrumi maturi e freschi. Lavali accuratamente sotto acqua corrente per rimuovere eventuali residui di cera o pesticidi.
2. Taglia gli agrumi a metà e spremili utilizzando un estrattore di succo o un semplice spremiagrumi. Assicurati di rimuovere eventuali semi.

3. Puoi scegliere di spremere gli agrumi separati in contenitori diversi o mischiarli tutti insieme.
4. Se desideri un po' di dolcezza in più, puoi aggiungere dello zucchero o un dolcificante a piacere. Mescola bene per farlo sciogliere completamente.
5. Per rendere la spremitura ancora più rinfrescante, puoi aggiungere qualche cubetto di ghiaccio.

Frullato verde con bevanda di canapa

Ingredienti:
- 1 tazza di bevanda di canapa (o latte di canapa)
- 1 tazza di spinaci freschi
- 1 banana matura
- 1/2 avocado maturo
- 1 cucchiaio di semi di chia
- Succo di 1/2 limone
- Miele o dolcificante a piacere (opzionale)
- Ghiaccio

Procedura:
1. Versa la bevanda di canapa nella caraffa di un frullatore ad alta potenza.
2. Aggiungi gli spinaci freschi, la banana sbucciata, l'avocado a cubetti, i semi di chia e il succo di limone.
3. Se desideri un po' di dolcezza, puoi aggiungere un po' di miele o un dolcificante a piacere.
4. Frulla tutti gli ingredienti fino a ottenere una consistenza liscia e omogenea.
5. Se desideri, puoi aggiungere alcuni cubetti di ghiaccio per rendere il frullato più fresco e cremoso.

Barrette energetiche alle noci e mirtilli

Ingredienti:
- 1 tazza di noci miste (ad esempio, noci pecan, noci del Brasile, noci comuni)
- 1 tazza di datteri senza nocciolo
- 1/2 tazza di mirtilli essiccati
- 1/4 tazza di semi di girasole
- 1/4 tazza di semi di lino

- 1/4 tazza di sciroppo d'acero (o altro dolcificante a piacere)
- 1 cucchiaino di estratto di vaniglia
- Una generosa spolverata di cannella (opzionale)
- Pizzico di sale

Procedura:
1. Inizia mettendo le noci miste nel frullatore e tritale grossolanamente.
2. Aggiungi i datteri senza nocciolo e i mirtilli essiccati al frullatore. Frulla fino a ottenere un composto appiccicoso.
3. Trasferisci il composto in una ciotola e aggiungi i semi di girasole, i semi di lino, lo sciroppo d'acero, l'estratto di vaniglia, la cannella (se desiderata) e un pizzico di sale. Mescola bene fino a ottenere un impasto uniforme.
4. Prepara una teglia quadrata o rettangolare, foderandola con carta da forno.
5. Trasferisci l'impasto nella teglia preparata e compattalo bene, utilizzando il retro di un cucchiaio o le mani umide per appiattirlo uniformemente.

6. Metti la teglia in frigorifero per almeno 1-2 ore o fino a quando le barrette si solidificheranno.
7. Una volta che le barrette sono ben raffreddate e solide, togli dalla teglia e tagliale in barrette o quadrati delle dimensioni desiderate.
8. Conserva le barrette energetiche alle noci e mirtilli in un contenitore ermetico nel frigorifero per mantenerle fresche.

Smoothie verde alla banana e spinaci

Ingredienti:
- 1 banana matura
- 1 tazza di spinaci freschi
- 1/2 tazza di latte (puoi usare latte di mandorle, latte di cocco o latte di avena)
- 1 cucchiaio di burro di arachidi o mandorle
- 1 cucchiaio di semi di lino
- Miele o dolcificante a piacere (opzionale)
- Ghiaccio

Procedura:
1. Sbuccia la banana e tagliala a pezzi.

2. Inserisci la banana, gli spinaci freschi, il latte, il burro di arachidi o mandorle e i semi di lino nel frullatore.
3. Se desideri un po' di dolcezza extra, puoi aggiungere un po' di miele o un dolcificante a piacere.
4. Frulla tutti gli ingredienti fino a ottenere una consistenza liscia e omogenea.
5. Se desideri, puoi aggiungere alcuni cubetti di ghiaccio per rendere lo smoothie più fresco e cremoso.
6. Versa lo smoothie verde in un bicchiere e servilo immediatamente per godere della freschezza e dei benefici degli ingredienti.

Crostata alla frutta senza glutine

Ingredienti per la pasta frolla senza glutine:
- 200 g di farina senza glutine (ad esempio, farina di riso, farina di mandorle o farina di mais)
- 100 g di burro freddo, tagliato a cubetti
- 50 g di zucchero a velo

- 1 uovo
- 1 cucchiaino di estratto di vaniglia
- 1 pizzico di sale

Ingredienti per la farcitura:
- Frutta fresca a scelta (ad esempio, fragole, mirtilli, lamponi, pesche, albicocche)
- Marmellata senza glutine a scelta (per esempio, marmellata di fragole o di albicocche)

Procedura:
1. In una ciotola, mescola insieme la farina senza glutine, lo zucchero a velo e il sale.
2. Aggiungi il burro freddo a cubetti e lavoralo velocemente con le dita o con un tagliapasta fino a ottenere un composto sabbioso.
3. Aggiungi l'uovo e l'estratto di vaniglia all'impasto e mescola fino a formare una palla di pasta.
4. Avvolgi la pasta frolla nella pellicola trasparente e lasciala riposare in frigorifero per almeno 30 minuti.
5. Preriscalda il forno a 180°C.

6. Riprendi la pasta frolla dal frigorifero e stendila su una superficie infarinata o tra due fogli di carta forno.
7. Trasferisci la pasta frolla in una teglia per crostate, premendo delicatamente per adattarla alla forma.
8. Bucherella il fondo della crosta con una forchetta per evitare che si gonfi durante la cottura.
9. Cuoci la base della crostata in forno per circa 15-20 minuti, o fino a quando risulterà dorata.
10. Una volta cotta, lascia raffreddare completamente la base della crostata.
11. Nel frattempo, prepara la frutta fresca tagliandola a fette o pezzi.
12. Spalma uno strato di marmellata senza glutine sulla base della crostata.
13. Disponi la frutta fresca sulla marmellata, creando un design decorativo.
14. Opzionalmente, puoi spennellare la frutta con un po' di gelatina di frutta sciolta per dargli un aspetto lucido.

15. Metti la crostata alla frutta in frigorifero per almeno 1 ora prima di servire, per farla rassodare.

Muffin salati con carote e zucchine

Ingredienti:
- 1 tazza di farina
- 1 cucchiaino di lievito in polvere
- 1/2 cucchiaino di bicarbonato di sodio
- 1/2 cucchiaino di sale
- 2 uova
- 1/4 di tazza di olio di oliva
- 1/4 di tazza di latte
- 1 tazza di carote grattugiate
- 1 tazza di zucchine grattugiate
- 1/2 tazza di formaggio grattugiato (ad esempio, formaggio cheddar o parmigiano)
- 1/4 di tazza di cipolla tritata
- 1/4 di tazza di prezzemolo tritato
- Pepe nero macinato fresco (a piacere)

Procedura:
1. Preriscalda il forno a 180°C e prepara una teglia per muffin con pirottini di carta.
2. In una ciotola grande, setaccia la farina, il lievito in polvere, il bicarbonato di sodio e il sale. Mescola bene.
3. In un'altra ciotola, sbatti le uova e aggiungi l'olio di oliva e il latte. Mescola fino a ottenere un composto omogeneo.
4. Versa il composto liquido nella ciotola con gli ingredienti secchi e mescola fino a incorporare tutti gli ingredienti.
5. Aggiungi le carote grattugiate, le zucchine grattugiate, il formaggio grattugiato, la cipolla tritata, il prezzemolo tritato e il pepe nero macinato. Mescola bene per distribuire uniformemente gli ingredienti.
6. Prendi un cucchiaio e versa l'impasto nei pirottini di carta, riempiendoli per circa 2/3 della capacità.
7. Inforna i muffin salati e cuoci per circa 20-25 minuti, o fino a quando risulteranno dorati e saranno asciutti al centro. Puoi fare la prova dello stecchino: infilza uno stecchino nel

centro di un muffin e se esce pulito, i muffin sono pronti.
8. Sforna i muffin e lasciali raffreddare leggermente nella teglia per qualche minuto, poi trasferiscili su una griglia per raffreddare completamente.

Pancakes di quinoa con salsa di frutti di bosco

Ingredienti per i pancakes di quinoa:
- 1 tazza di quinoa cotta e raffreddata
- 2 uova
- 1/4 di tazza di farina senza glutine (ad esempio, farina di riso o farina di mandorle)
- 1 cucchiaino di lievito in polvere
- 1/2 cucchiaino di cannella in polvere
- 1/4 di tazza di latte (puoi usare latte di mandorle, latte di cocco o latte di avena)
- 1 cucchiaio di sciroppo d'acero (o altro dolcificante a piacere)
- 1 cucchiaino di estratto di vaniglia
- Olio di cocco (o altro olio vegetale) per ungere la padella

Ingredienti per la salsa di frutti di bosco:
- 1 tazza di frutti di bosco misti (fragole, lamponi, mirtilli, more)
- 1 cucchiaio di sciroppo d'acero (o altro dolcificante a piacere)
- Succo di mezzo limone

Procedura per i pancakes di quinoa:
1. In una ciotola, mescola insieme la quinoa cotta, le uova, la farina senza glutine, il lievito in polvere e la cannella.
2. Aggiungi il latte, lo sciroppo d'acero e l'estratto di vaniglia. Mescola bene fino a ottenere un impasto liscio.
3. Scalda una padella antiaderente a fuoco medio e ungi la superficie con un po' di olio di cocco o altro olio vegetale.
4. Versa circa 1/4 di tazza di impasto per ogni pancake nella padella preriscaldata.
5. Cuoci i pancakes per 2-3 minuti su ogni lato, fino a quando risulteranno dorati.

6. Continua a cuocere i pancakes rimanenti, unendo più olio di cocco o olio vegetale nella padella se necessario.
7. Tieni i pancakes caldi coprendoli con un foglio di alluminio mentre prepari la salsa di frutti di bosco.

Procedura per la salsa di frutti di bosco:
1. In una piccola pentola, unisci i frutti di bosco misti, lo sciroppo d'acero e il succo di limone.
2. Cuoci a fuoco medio-basso per circa 5-7 minuti, schiacciando leggermente i frutti di bosco con una forchetta per rilasciare i succhi.
3. Continua a cuocere fino a quando la salsa si addenserà leggermente.
4. Togli dal fuoco e lascia raffreddare leggermente.

<u>Biscotti al cioccolato e noci</u>

Ingredienti:
- 1/2 tazza di burro non salato, ammorbidito
- 1/2 tazza di zucchero bianco

- 1/2 tazza di zucchero di canna
- 1 uovo
- 1 cucchiaino di estratto di vaniglia
- 1 e 1/4 di tazza di farina
- 1/3 di tazza di cacao in polvere
- 1/2 cucchiaino di bicarbonato di sodio
- 1/4 di cucchiaino di sale
- 1 tazza di cioccolato fondente tritato
- 1/2 tazza di noci tritate

Procedura:
1. Preriscalda il forno a 180°C e prepara una teglia foderata con carta da forno.
2. In una ciotola, sbatti il burro ammorbidito, lo zucchero bianco e lo zucchero di canna fino a ottenere un composto cremoso.
3. Aggiungi l'uovo e l'estratto di vaniglia e continua a mescolare fino a incorporare bene gli ingredienti liquidi.
4. In un'altra ciotola, setaccia la farina, il cacao in polvere, il bicarbonato di sodio e il sale. Mescola bene gli ingredienti secchi.

5. Aggiungi gradualmente gli ingredienti secchi al composto di burro e zucchero, mescolando fino a formare un impasto omogeneo.
6. Aggiungi il cioccolato fondente tritato e le noci tritate all'impasto e mescola fino a distribuire uniformemente gli ingredienti.
7. Prendi porzioni di impasto delle dimensioni di una noce e disponile sulla teglia preparata, lasciando spazio tra i biscotti perché si espanderanno leggermente durante la cottura.
8. Schiaccia leggermente ogni biscotto con il palmo della mano per appiattirlo leggermente.
9. Cuoci i biscotti al cioccolato e noci in forno preriscaldato per circa 10-12 minuti, o fino a quando i bordi saranno leggermente dorati.

Barrette energetiche al cioccolato e noci

Ingredienti:
- 1 e 1/2 tazza di noci miste (ad esempio, noci, noci pecan, mandorle)
- 1/2 tazza di semi di girasole
- 1/4 di tazza di semi di lino

- 1/4 di tazza di semi di chia
- 1/2 tazza di datteri senza nocciolo, ammollati in acqua calda per 10 minuti e scolati
- 1/4 di tazza di burro di arachidi
- 1/4 di tazza di sciroppo d'acero
- 2 cucchiai di cacao in polvere
- 1/2 cucchiaino di estratto di vaniglia
- Una spruzzata di sale

Procedura:
1. Inizia tritando finemente le noci miste nel mixer fino a ottenere una consistenza sbriciolata.
2. Aggiungi i semi di girasole, i semi di lino e i semi di chia al mixer e trita finemente fino a ottenere un miscuglio di semi e noci.
3. Aggiungi i datteri ammollati, il burro di arachidi, lo sciroppo d'acero, il cacao in polvere, l'estratto di vaniglia e il sale al mixer.
4. Frulla tutti gli ingredienti fino a ottenere un composto omogeneo e appiccicoso.
5. Prepara una teglia rettangolare foderandola con carta da forno.

6. Trasferisci il composto nella teglia e pressa con le mani per compattarlo uniformemente.
7. Metti la teglia in frigorifero per almeno un'ora per far indurire le barrette.
8. Una volta che le barrette sono ben fredde, togli dalla teglia e tagliale in barrette della dimensione desiderata.
9. Le barrette energetiche al cioccolato e noci sono pronte per essere gustate. Puoi conservarle in un contenitore ermetico in frigorifero per mantenerle fresche più a lungo.

Concludiamo questo viaggio culinario con tutto ciò che serve per mettere in tavola pranzi e cene per tutti i palati.

Insalata di pollo e quinoa con verdure

Ingredienti:
- 2 petti di pollo, tagliati a dadini
- 1 tazza di quinoa, sciacquata
- 2 tazze di brodo vegetale senza cipolla e aglio

- 1 cetriolo, tagliato a cubetti
- 1 peperone rosso, tagliato a cubetti
- 1 carota, tagliata a julienne
- 1/4 di tazza di noci pecan tritate
- Succo di 1 limone
- 2 cucchiai di olio d'oliva
- Sale e pepe q.b.
- Foglie di prezzemolo fresco, tritate (opzionale, per guarnire)

Procedura:
1. In una pentola, porta il brodo vegetale a ebollizione. Aggiungi la quinoa e riduci il fuoco. Copri e lascia cuocere per circa 15-20 minuti o fino a quando la quinoa è cotta e assorbe il liquido. Scolala e lasciala raffreddare.
2. In una padella, scalda un po' di olio d'oliva a fuoco medio-alto. Aggiungi i dadini di pollo e cuoci fino a quando sono dorati e completamente cotti. Condisci con sale e pepe. Una volta cotti, lascia raffreddare.
3. In una ciotola grande, unisci la quinoa, il pollo, il cetriolo, il peperone, la carota e le noci pecan

tritate. Mescola delicatamente per combinare tutti gli ingredienti.
4. In una piccola ciotola, prepara una semplice vinaigrette mescolando il succo di limone, l'olio d'oliva, il sale e il pepe. Versa la vinaigrette sull'insalata e mescola bene.
5. Puoi guarnire l'insalata con foglie di prezzemolo fresco tritate per aggiungere un tocco di freschezza.

Filetto di salmone con crema di piselli decorticati e gallette di riso integrale

Ingredienti:
- 2 filetti di salmone fresco
- 1 tazza di piselli decorticati
- 1 spicchio d'aglio, tritato finemente
- 1/2 cipolla, tritata finemente
- 1 cucchiaio di olio d'oliva
- 1/2 tazza di brodo vegetale
- Succo di 1/2 limone
- Sale e pepe q.b.
- 1 tazza di riso integrale cotto

- 1 uovo
- 1 cucchiaio di farina di mais
- Olio vegetale per friggere

Procedura:
1. Inizia preparando la crema di piselli. In una padella, scalda l'olio d'oliva e aggiungi l'aglio e la cipolla tritati. Fai soffriggere a fuoco medio-basso finché le verdure diventano morbide e traslucide.
2. Aggiungi i piselli decorticati alla padella e cuoci per alcuni minuti. Aggiungi il brodo vegetale, copri la padella e lascia cuocere a fuoco medio per circa 10 minuti, finché i piselli diventano morbidi.
3. Trasferisci i piselli nella ciotola di un frullatore ad immersione e frulla fino a ottenere una consistenza liscia. Aggiungi il succo di limone e condisci con sale e pepe a piacere. Tieni da parte la crema di piselli.
4. Prepara le gallette di riso. In una ciotola, mescola il riso integrale cotto con l'uovo e la farina di mais. Mescola bene fino a ottenere un composto omogeneo.

5. Scalda un po' di olio vegetale in una padella antiaderente a fuoco medio-alto. Prendi porzioni del composto di riso e forma delle piccole gallette. Friggi le gallette in padella fino a quando sono dorate su entrambi i lati. Scolale su carta assorbente per eliminare l'eccesso di olio.
6. Prepara il salmone. Scalda una padella antiaderente a fuoco medio-alto. Aggiungi un filo d'olio d'oliva e posiziona i filetti di salmone nella padella con la pelle rivolta verso il basso. Cuoci per circa 4-5 minuti, quindi girali delicatamente e cuoci per altri 3-4 minuti o fino a quando il salmone è cotto al punto giusto.
7. Per servire, posiziona un filetto di salmone su un piatto, accompagna con una generosa porzione di crema di piselli e aggiungi alcune gallette di riso (integrale se lo si desidera) come contorno.

Filetto di merluzzo al guazzetto con contorno di bietola e gallette di riso integrale

Ingredienti:
- 2 filetti di merluzzo fresco
- 1 cipolla, tritata finemente
- 2 spicchi d'aglio, tritati finemente
- 1 peperoncino fresco, tritato finemente (opzionale)
- 400 g di pomodori pelati
- 1 tazza di brodo di pesce o vegetale
- Succo di 1/2 limone
- Sale e pepe q.b.
- Olio d'oliva extra vergine
- 1 mazzo di bietole, lavate e tagliate a strisce
- 1 tazza di riso integrale cotto
- 1 uovo
- 1 cucchiaio di farina di mais
- Olio vegetale per friggere

Procedura:
1. Inizia preparando il guazzetto. In una padella, scalda un po' di olio d'oliva e aggiungi la cipolla tritata, l'aglio e, se desideri, il peperoncino

fresco. Fai soffriggere a fuoco medio-basso finché le verdure diventano morbide e traslucide.
2. Aggiungi i pomodori pelati alla padella e schiacciali leggermente con una forchetta. Aggiungi il brodo di pesce o vegetale, il succo di limone, il sale e il pepe. Mescola bene e lascia cuocere a fuoco medio-basso per circa 10 minuti, finché il sugo si addensa leggermente.
3. Nel frattempo, prepara le gallette di riso. In una ciotola, mescola il riso integrale cotto con l'uovo e la farina di mais. Mescola bene fino a ottenere un composto omogeneo.
4. Scalda un po' di olio vegetale in una padella antiaderente a fuoco medio-alto. Prendi porzioni del composto di riso e forma delle piccole gallette. Friggi le gallette in padella fino a quando sono dorate su entrambi i lati. Scolale su carta assorbente per eliminare l'eccesso di olio.
5. Nel frattempo, scalda un po' di olio d'oliva in una padella e aggiungi le strisce di bieta. Soffriggi a fuoco medio-alto finché le biete

sono tenere ma ancora croccanti. Aggiusta di sale e pepe a piacere.
6. Prendi i filetti di merluzzo e condiscili con un po' di sale e pepe. In una padella antiaderente, scalda un po' di olio d'oliva e cuoci i filetti di merluzzo a fuoco medio-alto per circa 3-4 minuti per lato, fino a quando sono ben cotti e si sbriciolano facilmente con una forchetta.
7. Per servire, posiziona un filetto di merluzzo su un piatto, accompagna con il guazzetto di pomodoro e aggiungi una porzione di contorno di bietola.

Insalatina di lattuga con pomodori, mais e olive e aggiunta di petto di pollo

Ingredienti:
- 2 petti di pollo
- 1 cespo di lattughino
- 200 g di pomodorini ciliegia, tagliati a metà
- 1 lattina di mais, scolata
- 100 g di olive nere, denocciolate e tagliate a fette

- Olio d'oliva extra vergine
- Succo di 1 limone
- Sale e pepe q.b.

Procedura:
1. Inizia preparando il petto di pollo. Puoi cuocerlo alla griglia, in padella o al forno. Condisci i petti di pollo con un po' di sale, pepe e succo di limone. Cuoci fino a quando il pollo è ben cotto e succoso. Lascia raffreddare leggermente, quindi taglia il pollo a fette sottili.
2. Nel frattempo, prepara l'insalatina. Lavare e asciugare il lattughino, quindi spezzettarlo e metterlo in una ciotola.
3. Aggiungi i pomodorini ciliegia tagliati a metà, il mais scolato e le olive nere a fette alla ciotola con il lattughino.
4. Condisci l'insalatina con un filo di olio d'oliva extra vergine, succo di limone, sale e pepe. Mescola bene per distribuire i condimenti in modo uniforme.
5. Aggiungi le fette di petto di pollo sulla parte superiore dell'insalata.

6. Servi l'insalatina di lattughino con pomodori, mais, olive e petto di pollo come piatto principale o come contorno leggero. Puoi accompagnarlo con una fetta di pane integrale tostato se desideri.

Minestrone di verdure frullato con aggiunta di quinoa e ricotta di riso

Ingredienti:
- 1 cipolla, tritata finemente
- 2 carote, tagliate a cubetti
- 2 coste di sedano, tagliate a cubetti
- 2 zucchine, tagliate a cubetti
- 1 peperone rosso, tagliato a cubetti
- 2 spicchi di aglio, tritati finemente
- 400 g di pomodori a cubetti (in scatola o freschi)
- 1 litro di brodo vegetale
- 1 tazza di quinoa cotta
- Sale e pepe q.b.
- Olio d'oliva extra vergine

- Prezzemolo fresco, tritato finemente (per guarnire)
- Ricotta di riso (per guarnire)

Procedura:
1. Inizia preparando le verdure. Scalda un po' di olio d'oliva in una pentola grande a fuoco medio. Aggiungi la cipolla, le carote, il sedano, le zucchine e il peperone rosso. Cuoci le verdure per alcuni minuti fino a quando diventano morbide.
2. Aggiungi l'aglio tritato alle verdure e cuoci per altri 2 minuti.
3. Versa i pomodori a cubetti nella pentola e mescola bene con le verdure. Lascia cuocere per qualche minuto in modo che i sapori si amalgamino.
4. Aggiungi il brodo vegetale alla pentola e porta a ebollizione. Riduci quindi la fiamma e lascia sobbollire il minestrone per circa 20-25 minuti, finché le verdure non diventano tenere.
5. Nel frattempo, cuoci la quinoa seguendo le istruzioni riportate sulla confezione. Una volta cotta, scolala e tienila da parte.

6. Quando le verdure sono cotte, utilizza un frullatore ad immersione per frullare il minestrone fino a ottenere una consistenza cremosa e omogenea.
7. Aggiungi la quinoa cotta al minestrone e mescola bene. Assaggia e aggiusta di sale e pepe, se necessario.
8. Servi il minestrone caldo in ciotole individuali. Aggiungi una generosa cucchiaiata di ricotta di riso e una spolverata di prezzemolo fresco tritato come guarnizione.

Riso basmati con gamberetti e zucchine

Ingredienti:
- 200 g di riso basmati
- 200 g di gamberetti sgusciati
- 2 zucchine medie, tagliate a cubetti
- 1 cipolla, tritata finemente
- 2 spicchi d'aglio, tritati finemente
- Succo di mezzo limone
- Prezzemolo fresco, tritato finemente
- Olio d'oliva extra vergine

- Sale e pepe q.b.

Procedura:
1. Inizia preparando il riso. Risciacqua il riso basmati sotto acqua fredda per eliminare l'eccesso di amido. Poi cuocilo secondo le istruzioni riportate sulla confezione. Una volta cotto, scolalo e tienilo da parte.
2. In una padella capiente, scalda un po' di olio d'oliva. Aggiungi la cipolla tritata e l'aglio e cuoci a fuoco medio fino a quando diventano morbidi e leggermente dorati.
3. Aggiungi le zucchine a cubetti nella padella e cuoci per alcuni minuti finché diventano tenere ma croccanti.
4. Aggiungi i gamberetti sgusciati alla padella e cuoci fino a quando diventano rosa e ben cotti. Aggiusta di sale e pepe a tuo gusto.
5. Spremi il succo di mezzo limone sui gamberetti e zucchine e mescola bene per amalgamare i sapori.
6. Aggiungi il riso basmati cotto nella padella con le verdure e i gamberetti. Mescola

delicatamente per distribuire uniformemente gli ingredienti.
7. Continua a cuocere per qualche minuto fino a quando tutto è ben riscaldato.
8. Prima di servire, spolvera il prezzemolo fresco tritato sopra il riso per un tocco di freschezza e profumo.

Crostini di pane di riso con crema di ceci decorticati e spinaci

Ingredienti:
- 200 g di pane di riso senza glutine (o pane senza glutine a tua scelta)
- 200 g di ceci decorticati, cotti e scolati
- 150 g di spinaci freschi
- 2 cucchiai di olio d'oliva extra vergine
- 1 spicchio d'aglio, tritato finemente
- Succo di mezzo limone
- Sale e pepe q.b.

Procedura:
1. Inizia preparando la crema di ceci. In un frullatore o un mixer ad immersione, aggiungi i ceci decorticati cotti e scolati, l'olio d'oliva extra vergine, lo spicchio d'aglio tritato finemente e il succo di limone. Frulla tutto fino a ottenere una crema liscia e omogenea. Aggiusta di sale e pepe a tuo gusto.
2. Riscalda una padella antiaderente a fuoco medio. Aggiungi gli spinaci freschi e cuocili fino a quando si appassiscono e riducono di volume.
3. Tosta il pane di riso leggermente sulla griglia o nel tostapane fino a quando diventa croccante.
4. Spalma generosamente la crema di ceci sui crostini di pane di riso.
5. Adagia uno strato di spinaci appassiti sopra la crema di ceci su ciascun crostino.
6. Puoi guarnire i crostini con un filo di olio d'oliva extra vergine e una spolverata di pepe nero macinato fresco per aggiungere sapore e decorazione.

Frittata con contorno di melanzane e gallette di quinoa

Ingredienti:
- 4 uova
- 1 melanzana media
- 1 cipolla piccola, tritata
- 2 cucchiai di olio d'oliva extra vergine
- 50 g di formaggio grattugiato (a tua scelta)
- Sale e pepe q.b.
- Erbe aromatiche fresche (come prezzemolo o basilico) per guarnire (opzionale)

Per il contorno di melanzane:
- 2 melanzane medie, tagliate a fette
- 2 cucchiai di olio d'oliva extra vergine
- Sale e pepe q.b.
- Succo di mezzo limone

Per le gallette di quinoa:
- 200 g di quinoa cotta e raffreddata
- 1 uovo
- 2 cucchiai di farina di quinoa (o farina senza glutine a tua scelta)
- Sale e pepe q.b.
- Olio d'oliva extra vergine per la cottura

Procedura:
1. Inizia preparando il contorno di melanzane. Scalda una padella antiaderente a fuoco medio-alto e aggiungi l'olio d'oliva. Aggiungi le fette di melanzane e cuocile da entrambi i lati finché diventano tenere e leggermente dorati. Condisci con sale, pepe e succo di limone.
2. Mentre le melanzane cuociono, prepara le gallette di quinoa. In una ciotola, mescola la quinoa cotta e raffreddata con l'uovo, la farina di quinoa, sale e pepe. Forma piccole palline con l'impasto e schiacciale leggermente per formare delle gallette. Scalda un po' di olio d'oliva in una padella e cuoci le gallette da entrambi i lati finché diventano croccanti e dorate.
3. Per preparare la frittata, sbatti le uova in una ciotola e aggiungi il formaggio grattugiato, sale e pepe. Mescola bene.
4. Scalda un'altra padella antiaderente e aggiungi l'olio d'oliva. Aggiungi la cipolla tritata e cuocila fino a quando diventa morbida e traslucida. Aggiungi le fette di melanzane cotte e versa sopra l'uovo sbattuto. Copri la padella e cuoci

a fuoco medio-basso per circa 8-10 minuti, o fino a quando la frittata si è rappresa e il centro è cotto.
5. Una volta cotta, taglia la frittata a spicchi e servi con le gallette di quinoa e le melanzane come contorno. Puoi guarnire la frittata con erbe aromatiche fresche, se desideri.

Spaghetti di riso con melanzane e pomodori

Ingredienti:
- 200 g di spaghetti di riso
- 2 melanzane medie
- 4 pomodori maturi
- 2 spicchi d'aglio, tritati finemente
- 1 peperoncino fresco (opzionale), tritato finemente
- 4 cucchiai di olio d'oliva extra vergine
- Sale e pepe q.b.
- Basilico fresco per guarnire

Procedura:
1. Taglia le melanzane a cubetti e mettile in una ciotola. Cospargi le melanzane con un pizzico di sale e lasciale riposare per circa 15 minuti. Questo aiuterà a rimuovere l'amaro delle melanzane. Dopo i 15 minuti, sciacqua le melanzane con acqua fredda e asciugale con un canovaccio pulito.
2. Porta a ebollizione una pentola di acqua leggermente salata e cuoci gli spaghetti di riso seguendo le istruzioni riportate sulla confezione. Scola gli spaghetti al dente e tienili da parte.
3. In una padella, scalda 2 cucchiai di olio d'oliva a fuoco medio-alto. Aggiungi le melanzane e cuocile fino a quando diventano morbide e leggermente dorati. Rimuovi le melanzane dalla padella e mettile da parte.
4. Nella stessa padella, aggiungi gli spicchi d'aglio tritati e il peperoncino (se desiderato) e cuocili per qualche secondo fino a quando rilasciano il loro aroma. Aggiungi i pomodori tagliati a cubetti e cuocili per circa 5 minuti, fino a

quando diventano morbidi e rilasciano i loro succhi.
5. Aggiungi le melanzane cotte nella padella con i pomodori e mescola bene. Aggiusta di sale e pepe secondo il tuo gusto.
6. Aggiungi gli spaghetti di riso nella padella e mescola delicatamente per amalgamare tutti gli ingredienti. Aggiungi altri 2 cucchiai di olio d'oliva extra vergine e mescola ancora.
7. Trasferisci gli spaghetti di riso con melanzane e pomodori in una pirofila da portata e guarnisci con foglie di basilico fresco.

Riso basmati con ragù di carne rossa magra e zucchine

Ingredienti:
- 200 g di riso basmati
- 300 g di carne rossa magra (ad esempio manzo o vitello), tritata finemente
- 2 zucchine medie, tagliate a cubetti
- 1 cipolla, tritata finemente
- 2 spicchi d'aglio, tritati finemente

- 400 g di pomodori pelati, tritati
- 1 cucchiaio di concentrato di pomodoro
- 1/2 tazza di brodo vegetale
- 2 cucchiai di olio d'oliva extra vergine
- Sale e pepe q.b.
- Prezzemolo fresco per guarnire

Procedura:
1. Sciacqua il riso basmati sotto acqua fredda corrente e poi cuocilo in abbondante acqua leggermente salata seguendo le istruzioni riportate sulla confezione. Scola il riso al dente e mettilo da parte.
2. In una padella capiente, scalda l'olio d'oliva a fuoco medio. Aggiungi la cipolla tritata e l'aglio e cuocili fino a quando diventano morbidi e traslucidi.
3. Aggiungi la carne tritata nella padella con la cipolla e l'aglio e cuocila fino a quando si è dorata, rompendo eventuali grumi con un cucchiaio di legno.
4. Aggiungi le zucchine a cubetti nella padella e cuocile insieme alla carne per qualche minuto, finché si ammorbidiscono leggermente.

5. Aggiungi i pomodori pelati tritati e il concentrato di pomodoro nella padella. Mescola bene per amalgamare tutti gli ingredienti.
6. Versa il brodo vegetale nella padella e lascia cuocere a fuoco medio-basso per circa 15-20 minuti, finché il ragù si addensa e i sapori si sviluppano.
7. Aggiusta di sale e pepe secondo il tuo gusto.
8. Disponi il riso basmati sul piatto da portata e versa sopra il ragù di carne e zucchine.
9. Guarnisci con prezzemolo fresco tritato.

Tagliata di manzo con rucola e scaglie di Parmigiano

Ingredienti:
- 1 tagliata di manzo (circa 300-400 g)
- Sale e pepe q.b.
- Olio d'oliva extra vergine
- 100 g di rucola fresca
- 50 g di scaglie di Parmigiano Reggiano
- Succo di limone (facoltativo)

Procedura:
1. Preriscalda il grill o la griglia sul fornello a fuoco medio-alto.
2. Prepara la tagliata di manzo strofinando entrambi i lati con sale e pepe. Puoi anche aggiungere altre spezie o erbe aromatiche a tuo piacimento.
3. Spennella leggermente entrambi i lati della carne con un po' di olio d'oliva per evitare che si attacchi alla griglia.
4. Posiziona la tagliata di manzo sulla griglia o sotto il grill, a una distanza di circa 10-15 cm dalla fonte di calore.
5. Cuoci la carne per circa 3-4 minuti su ogni lato per ottenere una cottura al sangue. Se preferisci la carne più cotta, prolunga il tempo di cottura di qualche minuto.
6. Una volta cotta, trasferisci la tagliata di manzo su un tagliere e lasciala riposare per alcuni minuti. Questo permetterà ai succhi di distribuirsi uniformemente all'interno della carne.
7. Nel frattempo, prepara l'insalata di rucola. In una ciotola, mescola la rucola con un filo d'olio

d'oliva e, se desideri, un po' di succo di limone per conferire un tocco di freschezza.
8. Taglia la tagliata di manzo a fette sottili, cercando di mantenere la forma della carne.
9. Distribuisci la rucola sul piatto da portata e posiziona le fette di carne sopra di ess e completa con scaglie di parmigiano.

Gratin di cavolfiore con formaggio cheddar

Ingredienti:
- 1 cavolfiore medio
- 2 cucchiai di burro
- 2 cucchiai di farina
- 2 tazze di latte
- 2 tazze di formaggio cheddar grattugiato
- Sale e pepe q.b.
- Pangrattato (opzionale)

Procedura:
1. Preriscalda il forno a 180°C.
2. Sbuccia e taglia il cavolfiore in cimette. Cuocilo in acqua salata bollente per circa 5 minuti, fino

a quando diventa tenero ma ancora croccante. Scolalo e mettilo da parte.
3. In una pentola a fuoco medio, sciogli il burro. Aggiungi la farina e mescola energicamente fino a ottenere un roux liscio. Continua a mescolare per un paio di minuti per cuocere la farina.
4. Aggiungi gradualmente il latte, mescolando costantemente per evitare la formazione di grumi. Porta il composto a ebollizione e cuoci a fuoco medio-basso finché la salsa non si addensa leggermente.
5. Rimuovi la pentola dal fuoco e aggiungi 1 tazza di formaggio cheddar grattugiato. Mescola fino a quando il formaggio non si è completamente fuso nella salsa. Assaggia e aggiusta di sale e pepe a piacere.
6. Aggiungi le cimette di cavolfiore nella pentola con la salsa al formaggio e mescola delicatamente per rivestirle completamente.
7. Trasferisci il composto di cavolfiore e formaggio in una teglia da forno leggermente unta.

8. Spolvera la restante tazza di formaggio cheddar grattugiato sulla superficie del cavolfiore.
9. Se desideri, puoi anche cospargere un po' di pangrattato sulla parte superiore per ottenere una crosta croccante.
10. Inforna il gratin di cavolfiore per circa 20-25 minuti, o finché il formaggio è completamente fuso e dorato in superficie.

Risotto alle castagne con funghi porcini

Ingredienti:
- 300 g di riso Arborio o Carnaroli
- 200 g di castagne pelate e lessate
- 200 g di funghi porcini freschi o secchi (ammollati in acqua calda)
- 1 cipolla piccola, tritata finemente
- 2 spicchi di aglio, tritati finemente
- 1/2 tazza di vino bianco secco
- 1,5 litri di brodo vegetale
- 50 g di burro

- 50 g di formaggio grattugiato (preferibilmente Parmigiano Reggiano)
- Sale e pepe q.b.
- Prezzemolo fresco tritato (opzionale, per guarnire)

Procedura:
1. Inizia preparando il brodo vegetale e mantienilo caldo su fuoco basso.
2. Se stai usando funghi porcini secchi, mettili in ammollo in acqua calda per circa 15-20 minuti, quindi scolali e tagliali a pezzetti. Se stai usando funghi porcini freschi, puliscili delicatamente con un panno umido e tagliali a fette.
3. In una pentola larga e capiente, sciogli metà del burro a fuoco medio. Aggiungi la cipolla tritata e l'aglio e cuoci per alcuni minuti fino a quando diventano traslucidi e morbidi.
4. Aggiungi i funghi porcini nella pentola e cuoci per circa 5-7 minuti, finché non si ammorbidiscono e rilasciano il loro aroma. Aggiungi le castagne tagliate a pezzetti e cuoci per altri 2-3 minuti.

5. Aggiungi il riso nella pentola e tostalo per un paio di minuti, mescolando costantemente, fino a quando diventa traslucido.
6. Sfuma il riso con il vino bianco e lascialo evaporare completamente.
7. Aggiungi gradualmente il brodo vegetale caldo, un mestolo alla volta, mescolando costantemente e attendendo che il liquido venga assorbito prima di aggiungere il successivo. Continua a cuocere e aggiungere il brodo fino a quando il riso è al dente e cremoso, di solito ci vorranno circa 18-20 minuti.
8. A metà cottura, aggiungi metà delle castagne rimaste, tenendone alcune da parte per la decorazione finale.
9. Quando il riso è quasi pronto, togli la pentola dal fuoco e aggiungi il rimanente burro e il formaggio grattugiato. Mescola energicamente fino a quando il formaggio si è completamente fuso e il risotto risulta cremoso.
10. Assaggia e aggiusta di sale e pepe secondo il tuo gusto.

11. Lascia riposare il risotto per qualche minuto coperto con un coperchio per permettere agli aromi di amalgamarsi.
12. Servi il risotto alle castagne e funghi porcini decorandolo con le castagne rimaste e un po' di prezzemolo fresco tritato.

Insalata di ceci con feta e olive

Ingredienti:
- 400 g di ceci in scatola, scolati e risciacquati
- 100 g di feta, tagliata a cubetti
- 1/2 cipolla rossa, affettata sottilmente
- 100 g di olive nere, denocciolate e tagliate a metà
- 1 pomodoro medio, tagliato a cubetti
- Succo di 1 limone
- 3 cucchiai di olio d'oliva extra vergine
- Sale e pepe q.b.
- Prezzemolo fresco tritato (opzionale, per guarnire)

Procedura:
1. Inizia scolando e risciacquando i ceci in scatola per eliminare eventuali residui di liquido. Mettili in una ciotola capiente.
2. Aggiungi la feta tagliata a cubetti nella ciotola con i ceci.
3. Aggiungi la cipolla rossa affettata sottilmente, le olive nere tagliate a metà e i cubetti di pomodoro. Mescola delicatamente per combinare tutti gli ingredienti.
4. In una piccola ciotola, prepara la vinaigrette mescolando il succo di limone, l'olio d'oliva extra vergine, il sale e il pepe. Mescola bene fino a ottenere una consistenza omogenea.
5. Versa la vinaigrette sull'insalata di ceci e mescola delicatamente per distribuire il condimento in modo uniforme.
6. Lascia riposare l'insalata in frigorifero per almeno 30 minuti per permettere ai sapori di amalgamarsi.
7. Prima di servire, guarnisci l'insalata con un po' di prezzemolo fresco tritato, se desiderato.

Risotto al radicchio e salsiccia

Ingredienti:
- 320 g di riso Arborio o Carnaroli
- 1 cespo di radicchio rosso
- 2 salsicce fresche
- 1 cipolla media, tritata finemente
- 2 spicchi d'aglio, tritati finemente
- 1/2 bicchiere di vino bianco secco
- Brodo vegetale caldo q.b.
- 50 g di formaggio grattugiato (ad es. Grana Padano o Parmigiano Reggiano)
- Olio d'oliva extravergine
- Sale e pepe q.b.

Procedura:
1. Inizia preparando il radicchio: taglia il cespo a metà, rimuovi il torsolo e affetta le foglie a strisce sottili.
2. In una padella antiaderente, scotta la salsiccia fresca togliendola dalla pelle e sbriciolandola con una forchetta. Cuoci la salsiccia a fuoco medio fino a quando sarà ben rosolata. Metti da parte.

3. In una pentola capiente, scalda un filo di olio d'oliva extravergine e aggiungi la cipolla tritata e l'aglio. Fai soffriggere fino a quando diventano morbidi e traslucidi.
4. Aggiungi il riso nella pentola e tostalo per qualche minuto, mescolando continuamente, finché non diventa traslucido.
5. Sfuma con il vino bianco e lascialo evaporare completamente.
6. Aggiungi gradualmente il brodo vegetale caldo, un mestolo alla volta, mescolando il riso e lasciandolo assorbire prima di aggiungere il successivo. Continua a cuocere il risotto, aggiungendo brodo e mescolando regolarmente per circa 15-18 minuti, o fino a quando il riso è al dente.
7. Aggiungi il radicchio tagliato a strisce nel risotto e mescola bene.
8. Aggiungi la salsiccia sbriciolata precedentemente rosolata nel risotto e mescola nuovamente.
9. Continua a cuocere il risotto fino a quando il radicchio è appena appassito e il riso è cremoso e al punto giusto di cottura.

10. Spegni il fuoco e manteca il risotto con il formaggio grattugiato, mescolando energicamente.
11. Lascia riposare il risotto per un paio di minuti prima di servirlo.

Frittata di spinaci e formaggio di capra

Ingredienti:
- 200 g di spinaci freschi
- 100 g di formaggio di capra fresco
- 4 uova
- 2 cucchiai di latte
- 1 cipolla piccola, tritata finemente
- 2 spicchi d'aglio, tritati finemente
- Olio d'oliva extravergine
- Sale e pepe q.b.

Procedura:
1. Inizia lavando gli spinaci sotto acqua corrente per rimuovere eventuali residui di terra. Scolali e asciugali bene.

2. In una padella antiaderente, scalda un filo d'olio d'oliva extravergine e aggiungi la cipolla tritata e l'aglio. Fai soffriggere fino a quando diventano morbidi e traslucidi.
3. Aggiungi gli spinaci nella padella e cuocili a fuoco medio fino a quando si appassiscono e si riducono di volume. Mescola di tanto in tanto per evitare che si attacchino alla padella.
4. Nel frattempo, in una ciotola, sbatti le uova con il latte. Aggiungi il formaggio di capra sbriciolato e mescola bene. Aggiusta di sale e pepe.
5. Una volta che gli spinaci sono cotti, versali nella ciotola con le uova e mescola tutto insieme.
6. Nella stessa padella utilizzata per gli spinaci, aggiungi un altro filo d'olio d'oliva extravergine e scaldalo bene.
7. Versa il composto di uova, spinaci e formaggio nella padella e livella la superficie con un cucchiaio.
8. Cuoci la frittata a fuoco medio-basso per circa 5-7 minuti, o finché la base si sarà solidificata.
9. Con l'aiuto di un coperchio o di un piatto, capovolgi la frittata e cuocila dall'altro lato per

altri 5-7 minuti, fino a quando risulta dorata e cotta completamente.

Peperoni ripieni di riso e verdure

Ingredienti:
- 4 peperoni grandi
- 1 tazza di riso (preferibilmente integrale)
- 1 cipolla, tritata finemente
- 2 spicchi d'aglio, tritati finemente
- 1 zucchina, tagliata a cubetti
- 1 carota, tagliata a cubetti
- 1 pomodoro maturo, a dadini
- 1 tazza di passata di pomodoro
- 1 cucchiaino di origano secco
- 1 cucchiaino di basilico secco
- Olio d'oliva extravergine
- Sale e pepe q.b.
- Formaggio grattugiato (opzionale)

Procedura:
1. Preriscalda il forno a 180°C.

2. Taglia la parte superiore dei peperoni e rimuovi i semi e i filamenti interni. Lavali bene sotto acqua corrente.
3. In una pentola, porta a ebollizione abbondante acqua salata e cuoci il riso seguendo le istruzioni riportate sulla confezione. Scola il riso e mettilo da parte.
4. In una padella, scalda un filo d'olio d'oliva e aggiungi la cipolla e l'aglio tritati. Fai soffriggere fino a quando diventano morbidi e traslucidi.
5. Aggiungi le zucchine e le carote tagliate a cubetti. Cuoci per alcuni minuti finché le verdure si ammorbidiscono leggermente.
6. Aggiungi il pomodoro a dadini e la passata di pomodoro alla padella. Condisci con origano, basilico, sale e pepe. Mescola bene e cuoci per altri 5-7 minuti, finché le verdure sono cotte ma ancora croccanti.
7. Unisci il riso cotto alle verdure e mescola bene per amalgamare tutti gli ingredienti.
8. Riempi i peperoni con il composto di riso e verdure. Premi delicatamente per compattare il ripieno.

9. Disponi i peperoni ripieni in una teglia da forno leggermente oliata. Se desideri, spolverizza la superficie dei peperoni con del formaggio grattugiato.
10. Copri la teglia con un foglio di alluminio e cuoci in forno per circa 30-40 minuti, o finché i peperoni sono teneri e il ripieno è ben caldo.
11. Rimuovi l'alluminio e cuoci per altri 5-10 minuti, o finché la superficie dei peperoni è leggermente dorata.
12. Togli dal forno e lascia raffreddare leggermente prima di servire.

Zuppa di lenticchie con pancetta croccante

Ingredienti:
- 1 tazza di lenticchie secche
- 1 cipolla, tritata
- 2 carote, tagliate a cubetti
- 2 coste di sedano, tagliate a cubetti
- 2 spicchi d'aglio, tritati finemente
- 4 fette di pancetta affumicata, tagliate a dadini
- 1 litro di brodo vegetale

- 1 foglia di alloro
- 1 cucchiaino di timo secco
- 1 cucchiaino di paprika affumicata
- Sale e pepe q.b.
- Olio d'oliva extravergine
- Prezzemolo fresco, tritato (per guarnire)

Procedura:
1. Sciacqua le lenticchie sotto acqua corrente per rimuovere eventuali impurità. Mettile da parte.
2. In una pentola grande, scalda un po' di olio d'oliva e aggiungi la pancetta a dadini. Cuoci fino a quando diventa croccante. Rimuovi la pancetta dalla pentola e mettila da parte.
3. Nella stessa pentola, aggiungi la cipolla, le carote e il sedano. Cuoci a fuoco medio-forte fino a quando le verdure diventano morbide e leggermente dorate.
4. Aggiungi l'aglio tritato, il timo secco, la paprika affumicata e l'alloro. Mescola bene per insaporire le verdure.
5. Aggiungi le lenticchie sciacquate nella pentola e mescola per amalgamare gli ingredienti.

6. Versa il brodo vegetale nella pentola e porta ad ebollizione. Riduci quindi il fuoco, copri e lascia cuocere per circa 30-40 minuti, o fino a quando le lenticchie sono tenere.
7. Se desideri una consistenza più cremosa, puoi frullare una parte della zuppa con un frullatore ad immersione.
8. Assaggia la zuppa e regola di sale e pepe secondo i tuoi gusti.
9. Servi la zuppa di lenticchie calda, guarnendo con la pancetta croccante e il prezzemolo fresco tritato.

Salmone grigliato con salsa di mirtilli e riso integrale

Ingredienti:
- 2 filetti di salmone
- Succo di 1 limone
- Sale e pepe q.b.
- 200 g di mirtilli freschi o surgelati
- 2 cucchiai di zucchero di canna
- 2 cucchiai di aceto di mele

- 1 tazza di riso integrale
- 2 tazze di acqua
- Prezzemolo fresco, tritato (per guarnire)

Procedura:
1. Prepara la salsa di mirtilli: in una piccola pentola, aggiungi i mirtilli, lo zucchero di canna e l'aceto di mele. Cuoci a fuoco medio-basso per circa 10-15 minuti, fino a quando i mirtilli si sono ammorbiditi e la salsa si è addensata leggermente. Schiaccia leggermente i mirtilli con una forchetta per ottenere una consistenza più omogenea. Tieni da parte.
2. Scalda una griglia o una padella antiaderente a fuoco medio-alto.
3. Condisci i filetti di salmone con il succo di limone, sale e pepe da entrambi i lati.
4. Posiziona i filetti di salmone sulla griglia o nella padella antiaderente e cuoci per circa 4-5 minuti per lato, o fino a quando il salmone è cotto e si sfalda facilmente con una forchetta.
5. Nel frattempo, prepara il riso integrale: in una pentola, porta l'acqua a ebollizione. Aggiungi il riso integrale e cuoci a fuoco basso per circa

30-40 minuti, o fino a quando il riso è tenero e assorbe l'acqua.
6. Servi i filetti di salmone grigliato accompagnati dalla salsa di mirtilli e dal riso integrale. Guarnisci con prezzemolo fresco tritato per aggiungere un tocco di freschezza.

Spiedini di gamberi con salsa di ananas e peperoni

Ingredienti:
- 16-20 gamberi grandi, sgusciati e sfilettati
- 1 ananas maturo, sbucciato e tagliato a cubetti
- 1 peperone rosso, tagliato a cubetti
- 1 peperone giallo, tagliato a cubetti
- Succo di 1 limone
- 2 cucchiai di olio d'oliva
- Sale e pepe q.b.
- 1 cucchiaio di miele
- 2 cucchiai di salsa di soia
- 1 cucchiaino di zenzero fresco grattugiato
- 1 spicchio d'aglio, tritato

- 2 cucchiai di coriandolo fresco, tritato (opzionale, per guarnire)

Procedura:
1. In una ciotola, unisci il succo di limone, l'olio d'oliva, il miele, la salsa di soia, lo zenzero grattugiato e l'aglio tritato. Mescola bene per creare la marinata.
2. Aggiungi i gamberi alla marinata e mescola delicatamente per assicurarti che siano ben ricoperti. Copri la ciotola e lascia marinare in frigorifero per almeno 30 minuti.
3. Nel frattempo, prepara gli spiedini. Alterna i cubetti di ananas, peperone rosso, peperone giallo e gamberi sullo spiedino fino a riempirlo completamente.
4. Scalda una griglia o una padella antiaderente a fuoco medio-alto. Posiziona gli spiedini sulla griglia o nella padella e cuoci per circa 2-3 minuti per lato, o fino a quando i gamberi sono rosati e ben cotti.
5. Mentre gli spiedini cuociono, puoi preparare la salsa di ananas e peperoni. In un frullatore, aggiungi l'ananas rimanente e i peperoni

tagliati a cubetti. Frulla fino a ottenere una consistenza liscia e omogenea. Se la salsa risulta troppo densa, puoi aggiungere un po' di acqua per diluirla.

6. Servi gli spiedini di gamberi con la salsa di ananas e peperoni. Puoi guarnire con coriandolo fresco tritato per un tocco di freschezza.

CAPITOLO 8: ULTIMI CONSIGLI UTILI E RIFLESSIONI

Seguire una dieta antinfiammatoria o una dieta Low FODMAP come abbiamo detto, può essere un modo efficace per gestire alcuni disturbi gastrointestinali e ridurre l'infiammazione nel corpo. Tuttavia, iniziare una nuova dieta può essere una sfida, specialmente se non si è familiari con i principi di base e le pratiche alimentari corrette. Ecco quindi che per seguire tutto ciò che è contenuto in questo libro voglio darvi gli ultimi pratici consigli da seguire affinchè si possa avere successo nella strada intrapresa:

- *Prima di iniziare la dieta*, prenditi del tempo per imparare gli alimenti che possono scatenare infiammazione nel tuo corpo o i sintomi gastrointestinali, se soffri di particolari disturbi che non trovi elencati in questo libro o

per una tua maggiore sicurezza, affidati a un nutrizionista per personalizzare la dieta.
- *Pianificazione dei pasti*: Prepara un piano settimanale dei pasti in anticipo prendendo spunto dall'esempio riportato nel libro. Questo ti aiuterà a essere preparato e ad avere gli ingredienti necessari a disposizione. Assicurati di includere una varietà di alimenti nutrienti e bilanciati nella tua dieta.
- *Attenzione agli ingredienti nascosti*: Leggi attentamente le etichette degli alimenti per individuare ingredienti nascosti che potrebbero essere proibiti nella tua dieta. Alcuni ingredienti comuni che potrebbero scatenare infiammazione includono glutine, latticini, zucchero aggiunto e oli vegetali raffinati.
- *Prepara i pasti in anticipo*: Dedica del tempo alla preparazione dei pasti in anticipo, in modo da avere cibi sani e appropriati a portata di mano quando hai fame. Questo può aiutarti a evitare di cedere a cibi poco salutari o a opzioni non compatibili con la tua dieta.

- *Mantieni un diario alimentare*: Tieni traccia di ciò che mangi e dei tuoi sintomi. Questo può aiutarti a individuare eventuali schemi o relazioni tra specifici alimenti e i tuoi sintomi, consentendoti di apportare modifiche appropriate alla tua dieta.
- *Non trascurare l'idratazione*: Bevi a sufficienza acqua durante il giorno per mantenere il corpo idratato e favorire una corretta digestione. L'acqua aiuta anche ad eliminare le tossine dal corpo e a ridurre l'infiammazione.
- *Ascolta il tuo corpo*: Ogni individuo è diverso, quindi ascolta attentamente il tuo corpo e le sue reazioni ai diversi alimenti. Se noti che alcuni cibi ti provocano disagio o sintomi, evitali e cerca alternative più adatte.

Seguire una dieta antinfiammatoria o a basso contenuto di FODMAP può richiedere impegno e disciplina. Tuttavia, ricorda che la tua salute e il tuo benessere sono importanti. **Sii gentile con te stesso/a e sii flessibile**, cercando di trovare un equilibrio tra il seguire la dieta e il goderti il cibo e la vita sociale. Cerca di mantenere una mentalità positiva e cerca supporto da parte di professionisti sanitari e di comunità online e non, che possono condividere esperienze e suggerimenti utili. La vita è una sola, vivere felici e sereni con sé stessi non ha prezzo, a volte basta davvero poco per cambiare la propria di vita, e per questo vi lascio una massima che ispira da sempre il mio modo di essere e di comunicare.

> *C'è una differenza tra interesse e impegno. Quando sei interessato a fare qualcosa, lo fai solo quando le circostanze lo permettono. Quando si è impegnati a fare qualcosa, non si accettano scuse ma solo risultati.*

Se pensi che questo libro ti sia piaciuto e ti abbia aiutato, ti chiedo solo di dedicare pochi secondi per lasciare una recensione su Amazon!

Grazie,

Davide Amato

Printed by Amazon Italia Logistica S.r.l.
Torrazza Piemonte (TO), Italy